中医古籍知识组织
理论与实践

主　编　王凤兰

编　委　（以姓氏笔画为序）

丁　侃　古求知　申玮红

成　莉　杨继红　宋白杨

罗　琼　顾　漫　徐春波

全国百佳图书出版单位
中国中医药出版社
·北　京·

图书在版编目（CIP）数据

中医古籍知识组织理论与实践/王凤兰主编 . —北京：
中国中医药出版社，2021. 12
ISBN 978 – 7 – 5132 – 7292 – 6

Ⅰ. ①中…　Ⅱ. ①王…　Ⅲ. ①中医典籍 – 知识组织系统
Ⅳ. ①R2 – 5

中国版本图书馆 CIP 数据核字（2021）第 231200 号

中国中医药出版社出版

北京经济技术开发区科创十三街 31 号院二区 8 号楼
邮政编码　100176
传真　010 – 64405721
河北品睿印刷有限公司印刷
各地新华书店经销

开本 880 × 1230　1/32　印张 8.25　字数 170 千字
2021 年 12 月第 1 版　2021 年 12 月第 1 次印刷
书号　ISBN 978 – 7 – 5132 – 7292 – 6

定价　68.00 元
网址　www. cptcm. com

服务热线　010 – 64405510
购书热线　010 – 89535836
维权打假　010 – 64405753

微信服务号　zgzyycbs
微商城网址　https://kdt. im/LIdUGr
官方微博　http://e. weibo. com/cptcm
天猫旗舰店网址　https://zgzyycbs. tmall. com

如有印装质量问题请与本社出版部联系（010 – 64405510）

序　言

中医将"人"的健康状态与自然界对人的健康干预有机结合，建立了中医维护生命全周期的独特体系，形成了"整体调节医学""实践医学""个体化医学"等独有的突出特点。而中医古籍中所蕴藏的对生命与疾病的原创认知与诊疗实践经验，不仅是中医学的瑰宝，亦是当代中医传承、创新、发展的源头活水。

自 20 世纪 80 年代以来，在党中央国务院的大力支持下，我国在中医古籍的整理、校勘、出版传播方面做了大量工作，不仅使中医药传统知识、中华民族的文化遗产和文化多样性得以保护，而且为推动中医学理论创新与发展提供了古文献的大力支持，为守正创新奠定了坚实基础。但留存于我国的古代医籍文献，仅记载于市级以上图书馆馆藏的就有 8000 余种之多，加之版本多样，文字古奥难懂，极大地阻碍了广大中医药人对古籍的学习和利用。早在 20 世纪 90 年代的《中医现代化科技发展战略》中，已经提出了利用信息化的手段来变革中医古籍存储方式、传播方式和获取速度，让中医古籍知识深入临床、科研的第一线，实时、便利、快速以及智能化地达到应用这一战略目标。进入 21 世纪，在全新的数字化、网络化时代，借助互联网、云计算以及人工智能等技术的有力支撑，中医古籍数字化和知识服务迎来了天时、地利、人和的大好时机！

中医古籍数字化离不开对古籍版本的选择，离不开对文字衍脱误倒的纠正，离不开对原有知识的深度加工。对古籍的收集、校勘、整理是数字化的前提和基础，需要古文献的专业人员才能担此重任。中国中医科学院中国医史文献研究所古籍数字化团队自 2001 年成立以来，十余年如一日，始终致力于中医古籍数字化的研究和开发。在学术带头人提出"基于知识元的知识表示方法"技术实施体系，解决了中医古籍知识由自然语言向半结构化转化的关键技术难题之后，在团队多学科人员的共同努力下，将这一方法成功体系化和工程化，并在科技部基础性专项"350 种传统医籍整理与深度加工"的工作中加以应用和完善。在该团队的努力下，基于知识元的中医古籍整理研究取得了重大进展：2002 年成功构建了我国第一个中医药古文献知识库，2003 年知识库实现了网络运行服务；2013 年陆续形成了中医古籍知识服务系统，包括"中医古籍图文对照阅读系统""中医古籍知识库""中医古籍诊疗决策"支持系统等。

同时，研究团队还积极开拓，与大学院校及研究院所联合实施了十余个专题专病数据库建设，并在中华中医药学会内科分会发布的《中医内科常见病诊疗指南》中引入古籍循证环节，并尝试将这一系统运用于教学中。这不仅提升了科研及临床人员的整体中医水平，而且在全国各地培养了近千名古籍数字化骨干，为进一步规模化开展面向中医古籍的知识服务奠定了人才基础——这正是中医古籍整理在信息时代的延续与发展。

　　我很荣幸提前学习了《中医古籍知识组织理论与实践》一书，受益匪浅。此书总结、回顾了中医古籍整理研究与现代信息技术相结合发展的历程，从理论与实践两个层面，勾画了中医古籍数字化体系。该著作的出版必将使中医古籍数字化加快步伐，使古籍知识的获取、存储、传播更合理和更优化，使中医知识能够更充分地发挥其价值，更好地为"健康中国"的建设做出应有的贡献。故乐为之序，向同行推荐这一力作，以广其传。

刘保延

2021 年 8 月

中医古籍知识组织理论与实践渊薮

——代前言

人类自结绳记事以来，先后经历了以甲骨文、钟鼎铭文、石刻、竹简等为载体的传播工具，后来发明了纸张和活字印刷。传播媒体的每一次进步，都带来了文明的一次次飞跃。当代，信息与计算机科学技术的发展，为中医古籍整理带来了革命性的进展。新时代中医古籍整理不是撇开传统，另起炉灶，而是在遵循传统下的一种继承与延续发展。载体模式的数字化变化，衍生出一套中医古籍整理的新技术新方法，使传统中医古籍整理研究迈向了一个新历程，对中医古籍知识的进一步组织与利用成为可能。本书主要内容涉及中医古籍知识组织理论、知识组织实践、中医古籍知识组织规范以及示例。

一、中医古籍数字化关键问题的提出

2000 年 3 月，刘保延在国家中医药管理局科技教育司任副司长，为促进中医古籍整理工作，以"中医药古代文献数字化关键问题研究"为选题，希望在传统中医古籍整理上，采用信息技术，利用好、传承好中医古籍。经过答辩论证，项目最后由山东中医药大学文献所主持实施，柳长华为负责人。山东中医药大学文献所广泛组织了包括中国医史文献研究所彭春龙、王淑民，辽宁中医药大学刘庚祥、王雅丽等古籍整理界骨干，深度参与到该项研究中。课题组经过反复研究后提出中医古籍知识表示的一个逻辑思维现象，即一个较大范围主题的知识往往是由几个指向同一主题的较小的知识单元构成，将中医古籍知识表示的主体思维路径予以梳理与确定。辽宁中医药大学教授刘庚祥善于巧思，他闭门一个月终于做出了具体实施方案与细则。这套方案采用了一套数学公式来区别表示知识的大小与逻辑包含与被包含关系，用有限的数学符号表达了无限的中医知识，而表达的结构与符号相同，实现了计算机对中医古籍知识表示的初级框架与结构，使中医古籍知识表示突破了零的界限。

2000 年，在国家中医药管理局"中医药古代文献数字化关键问题研究"课题中，柳长华教授团队正式提出建设结构化中医古代文献知识库的构想，并在分析中医古文献知识结构、内容特点等基础上，提出了"基于知识元的中医古籍知识表示方法"技术实施体系。使中医古籍知识从自然记载形式过渡到计算机表示，并实现对知识的管理。

2001年，柳长华被借调到了中国中医研究院（现中国中医科学院）中国医史文献研究所，不久被任命为副所长，同时，把该项目引入中国医史文献研究所。2001年12月，中国医史文献研究所成立了古籍数字化研究室。

2001年2月，刘保延被任命为中医研究院副院长，主管科研工作。2002年，"中医药科技信息数据库"项目获得科技部的立项支持，刘保延总体负责该项目。中医古籍数字化部分，"知识元知识体表示体系的结构化古代本草文献数据库"课题由柳长华负责实施。

2002年至2006年，古籍数字化持续得到科技部的经费支持。也是在该阶段，通过数字化工作，广泛培养了全国各大高等院校的数字化复合型人才，如上海中医药大学、广州中医药大学、山东中医药大学等20余所高等中医药院校文献研究所负责人以及骨干参加到古籍数字化工作中来。2004年年末，首次建成了260种本草文献数据库，并上线运行。2005年，"基于知识元知识表示体系的结构化古代本草文献数据库"获得中国中医研究院中医药科学技术进步奖三等奖。同年，运用本草数据库编撰了包含11种古籍本草文献的研究丛书，该套丛书名为《中国分类本草研究丛书》，2007年由人民卫生出版社出版发行。

2004年至2005年，研究团队承担了国家中医药管理局"中医药传统知识保护"研究项目，集全国一流中医学者与法学界学者共同完成了该项目的研究。该项研究在中医知识分类上有较大进展，提出"中医知识的八大分类"，为后期中医古籍知识库分类奠定了扎实基础。

2006 年，国家中医药管理局下拨经费 100 万，用于构建"温病中医古籍数据与知识挖掘"，在该课题中，课题组首次提出对温病古籍的词汇进行归纳整理研究，用于规范并扩展对温病知识的检索与运用。

2009 年至 2013 年，研究团队获得"350 种传统医药古籍整理与深度加工"科技部重大基础性工作专项，项目负责人柳长华，支持经费 1000 万。鉴于既往工作经验，此次工作改变了过去全国团队合作的工作模式，改为下设项目办公室，采取租赁场地集中工作的方式。建立了以资源加工、古籍标引、质量检测、数据管理、研发、发布等为一体的工作模式，大大提高了工作质量与工作效率，使数字化工作环环相扣，便于讨论，及时纠偏，积极推进。数字化流程的规范化操作，提升了数据质量，研发出一系列技术规范，产生了系列成果。不言而喻，此次工作的展开意义尤为重大。

二、"知识元"技术的推广与运用

"知识元"技术的运用成果，研究团队在研究解决古籍数字化相关科学问题的同时，2002 以来，积极申报了国家中医药管理局继续教育项目，加强对"中医古籍数字化研究方法"的宣传与推广利用。从 2002 年开始至今，连续 16 次举办全国的继续教育培训班，先后培训来自全国各地高等院校师生近1000 名，为各地培养了古籍数字化研究与利用的复合型高级人才。同时还根据中医古籍知识分类体系，结合古籍标引实践，陆续编制了一系列针对各类古籍知识的标引手册，形成了一整套规范中医古籍知识库建设技术文件。先后构建了《中医古籍数字化文本校勘整理规范》《中医古籍疑难字处理规范》《中医古籍图像采集管理规范》《中医古籍图像处理技术标准》《中医古籍元数据规范》《中医古籍知识元标引流程规范》等一系列指导古籍数字化建设的技术标准及规范。

除了积极做好宣传利用以外，研究团队将"基于知识元知识体表示技术"深化到临床项目的研究中，先后形成与北京、成都、辽宁、广州等三甲医院、国家重点学科建设的30余个专病专题研究。此外，该技术还运用于国家"十五"攻关项目"名老中医学思想经验传承研究"综合信息数据库建设、"有毒中药质量控制及有毒成分限量示范研究"，及"中国药用动物名录"等的建设。近年来，该技术运用于《中医内科常见疾病诊疗指南》制定时基于古籍数据的筛选推荐，获得广泛好评。

其中，内蒙古医科大学除将"知识元"理论与技术引入蒙医药古籍知识库建设以外，还将该技术引入大学本科中药学教育体系中，以图文并茂方式通过系统上线，随学随考，极大地提升了课堂教学效果，扩大了知识元理论的运用范围。此外，该技术亦被引入藏医药文献的数据建设与知识组织中。

在中医古籍数字化研究过程中，研究团队陆续提出在中医古籍数字化建设过程中需要解决的一些问题。首先是古籍叙词表的建设问题。中医古籍叙词表编制的目的，是为了规范概念用语，规范古籍解析标引以及知识库的知识管理。它是实现数据库大规模共享与可重复开发利用、进行知识获取与知识挖掘必不可缺的基础工作。利用信息技术从中医古籍中客观收词，予以分析提炼，研究梳理词间关系，形成基于古籍的叙词表体系，为古籍知识库建设提供支撑。构建以"知识元"为核心、以"知识分类"为基础的叙词表结构，这种基于古籍而建立的叙词表体系是开放的、可扩展的，能够实现动态管理，并具有清晰的结构层次和逻辑关系，既便于知识管理，又便于信息检索，且与相关通行标准兼容。

三、中医古籍循证研究——感念过去，畅想未来

任何研究成果的取得都是一代一代学者不懈努力的结果。在中医古籍数字化研究领域，始终有一支全国的团队在默默支持与付出，他们分别是上海张玉萍教授团队、沈阳王雅丽教授团队、陕西焦振廉研究员团队、河南蔡永敏教授团队、内蒙古包哈申教授团队等。我所老所长彭春龙教授，古籍数字化研究室原主任王淑民研究员，为中医古籍数字化在中国医史文献研究所的建立与发展中投入大量时间与精力，是该领域研究的倡导人与先行者。此外，在中医古籍数字化建设历程中，还有一些学者为此做出了重要贡献，他们分别是孙洪生博士后、艾青华博士、许雯博士，谨向他们在中医古籍数字化建设中的贡献致以诚挚谢意！

中医古籍数字化发展至今，已经走过20年的历程。信息

化的快速发展，使数据的积累呈爆炸式增长，中医古籍数字化的精准服务是未来数字化研究的主要目标与任务。回顾两千余年的传统中医古籍整理，临床医家常常面临着"择要"整理，在"去粗取精"上下功夫。如何择优有序地推送具有创新性和临床有效性的知识，代替人的大脑思维，完成并实现智能化的"去粗取精"过程，有必要在中医古籍知识推送过程中增加循证评价环节。现有中医古籍知识库在对知识进行推送时缺乏循证环节，因此，对所推送知识的证据级别高低不能加以判断，妨碍用户对中医古籍知识的推广与运用。

循证思想是近年随着"循证医学"的兴起在各学科领域流行起来的一种新的研究思路。顾名思义，循证即是"遵循证据"。循证医学根植于现代流行病学，属于现代西医领域的范畴，它强调的是做任何临床决定都必须依据最佳证据，最佳的证据来源于现代医学文献的研究报告，特别是随机对照试验（Randomized Controlled Trial，RCT）类型的临床研究。而中医古籍知识不具备现代文献的 RCT 证据，因此我们应该借鉴的是寻找最佳证据的循证思想，探索出一个适合中医古籍的循证方法，从而筛选出中医古籍中的最佳证据，我们认为这便是中医古籍的循证。相对于现代循证方法体系，中医古籍在流传过程中的整理工作，中医知识传承在临床应用的医家体悟、医患及第三方的评价和疗效判断，可以视作中医学两千余年来独特的循证实践。

中医古籍知识的循证工作离不开对古籍数据库的不断建设，古籍越多，越能接近知识的本质；更离不开对中医古籍知识的结构化、精细化加工以及对知识、知识创造者、传承者，以及载体变迁之间的梳理与标引。数据库的建设是中医古籍循证的基本条件。毛泽东主席说："中国医药是一个伟大的宝库，应当努力发掘，加以提高。"开展古籍数字化、研究知识发现、提供知识服务是发掘中医药宝库，提高中医药研究与临床诊疗水平的一项重要工作，也是时代赋予我们的一次机遇和挑战。

中国中医科学院

王凤兰

2021 年 8 月

编写说明

本书是中国中医科学院中国医史文献研究所中医古籍数字化研究团队十余年工作的结晶，书稿是这一成果的全面展示。全书分工如下：

第一章、第四章由顾漫修订完成；第二章、第三章、第五章、第六章、第七章、第九章由丁侃修订完成；第八章、附录，由成莉、罗琼、申玮红修订完成。全书由王凤兰统筹规划并审阅定稿。

本书在编撰过程中，吸收利用了曾参与中医古籍数字化工作同仁的成果及其表述，如刘更生"中医古籍知识分类研究"课题成果，徐春波"中医药古籍元数据规范研究"博士后出站报告，以及杨继红"基于本体的中医古籍叙词表构建方法研究"博士后出站报告。

回顾中医古籍数字化一路走来的历程，筚路蓝缕，甘苦自知。这本小书既是我们交出的一份答卷，请同行批阅；也是我们工作的一份见证，供历史记取。

付梓之际，特别感谢团队学术带头人柳长华教授，他提出的"基于知识元的中医古籍计算机知识表示方法"，解决了中医古籍文本由自然语言跨越到结构化知识的技术问题，是为中医数字化的先行者与领头兵。

《中医古籍知识组织理论与实践》编委会

2021 年 8 月

目　录

目
录

第一章　中医古籍整理与古籍数字化

中医古籍得以流传至今，有赖于历代学者的不断整理研究。我国的古籍整理工作有着悠久的历史，若从西汉官方组织的大规模校书算起，至今已有2000多年的历史。中医古籍的整理研究虽然难以确言其起始年代，但可以肯定的是，自中医文献大量出现后，随之而来的便是对这些文献的整理研究，如西汉成帝年间侍医李柱国校方技、宋代校正医书局林亿校正医书等。今天我们从事中医文献的整理与研究，仍需以史为鉴，继承发扬传统校雠之学的方法，为治学提供舟楫与津梁。

一、历代中医古籍整理概况

（一）中医古籍整理的内涵

1. **中医古籍**　古籍，泛指古代之书籍。籍，书册、书籍也。《说文·竹部》："籍，簿也。"段玉裁注："引申凡著之竹帛，皆谓之籍。"今天所谓的古籍，根据国家古籍整理出版规划小组对古籍整理范围的界定，一般是指辛亥革命

（1911年）以前的书籍。中医古籍是指辛亥革命以前的中医古书。

现存中医古籍的数量，据《中国中医古籍总目》所收全国150个图书馆截至2007年底的馆藏中医药图书为13455种，除去1911～1949年间出版的近代中医药著作，有9000余种（含部分国外中医学著作）。若加上遗漏未收、未涉及的馆藏、港澳台馆藏与私藏，以及流散于国外者，则实际存世的中医古籍数量应大于此数。

2. 中医古籍整理　古籍整理，指对原有的古籍进行整理研究，这既是古人读书治学的方法，也是传承学术的路径。其方式主要包括选本、影印、校勘、注释、专题研究、辑佚、标点、今译、索引、提要等。《中医古籍整理规范》（ZYYXH/T362-371-2012）中对于中医古籍整理的定义是"运用文献学方法对中医古籍进行校勘、标点、注释、今译、辑佚、评述、影印、汇编等工作"。

由此可知，中医古籍整理包括校勘、标点、注释、今译、辑佚、评述、影印、汇编、索引、编排等十个部分的内容。

（二）中医古籍整理的历史回顾

中国医学源远流长，其学术传千载而不衰，其统绪历百世而未坠。在中医学术的传承中，医学典籍的传授发挥了不可替代的关键作用。对中医典籍的整理研习，也成为传承中医学术的重要方式与手段。

中医学历史上几次重要的古籍整理活动，都与中医学术传承发展的大势相连。上古到先秦时期为中国医学的"萌芽期"和"成熟期",其学术传承方式由"官守其学"向"师承授受"过渡,医学知识则经历了从"口耳相传"到"书于竹帛"的转型,中医最早的典籍也在此期整理成型。两汉时期为中国医学的"专门传授之期",其古籍整理活动主要有汉代李柱国校方技,《黄帝内经》的结集成书和张仲景《伤寒杂病论》的撰著。魏晋至隋唐时期为中国医学的"蒐葺残缺之期",其古籍整理活动主要有王叔和、皇甫谧、陶弘景、巢元方、全元起、杨上善、王冰、孙思邈、王焘等人的医书编集和注释工作。宋金元时期为中国医学的"新说代兴之期",其古籍整理活动主要有北宋校正医书局的医书校定及金元医家的经典研究和注释。明清时期为中国医学的"复古开新之期",其古籍整理活动主要表现为经典注解、考证(含辑佚)之作的大量涌现。

中医的古籍整理与学术传承随着文献载体的变革而不断发展演进,重大的技术变革往往催生突变,而缓步的技术改造则推动渐变。人类自结绳记事以来,先后经历了以甲骨、金石、缣帛、竹简等为载体的传媒时代,直到后来发明了纸张和印刷术。每一次传媒技术的进步,都带来了文明的飞跃。历史上各个时期对传统的继承从未中断过,伴随着科学技术的进步,也为不同时期的古籍整理带来新的生机和活力。西汉时期大规模的古籍整理,经整理的书籍书写于简帛上,但大部分没有保存下来。北宋时期整理的古籍,由于刻板印刷的广泛使用,大部分得以传世,也大大丰富了古籍整理的内容和形式。当代信息与计算机科学技术为古籍整理研究带来了革命性的改变,数字化存储与传播方式正在深刻地影响着此项工作未来的发展方向。

1. 汉代中医古籍整理概况 我国的古籍整理自西汉以来即形成专门之学。历代学者运用古籍整理的方式，学习掌握知识，传承弘扬学术。因此，古籍整理不仅是整理出版古籍的一项工作，而且是传承学术、延续传统的专门之学和必由之径。

我国历史上对文献的整理研究从未间断过，若就文献史料记载确可考察者而论，中医文献的整理研究至少应始于西汉。先秦及西汉前期，医学文献多处于单篇别行、师徒相传的阶段。到了西汉时期，随着社会稳定和经济发展，科学文化领域也有了新的进展。在医学发展和文献整理研究方面，具体体现在以下几方面。

（1）中医文献的著录 中医书目之见于史志著录，应始于西汉刘向父子校书。当时由侍医李柱国校方技，最后由刘向、刘歆父子总成其事，著为《七略》；后经班固取舍，改编成《汉书·艺文志》传世，其中的"方技略"部分，为最早著录之中医书目。后人能对西汉时期中医文献及学术源流情况有所了解，幸赖此目保存之功。

近三十余年来，全国各地陆续出土了大量简牍帛书，其中大量的数术、方技文献尤为引人注目。这些出土医书，往往名不见于史志书目著录，亦未见传世古籍称引。然根据其内容体例，恰可按照《汉书·艺文志·方技略》的"医经、经方、房中、神仙"四家来分类（典型者如马王堆出土医书），而且显得十分妥帖，并无削足适履之弊。可见，《汉书·艺文志》的分类如实准确地反映了当时的学术状况，刘向父子的校书确为"辨章学术、考镜源流"之典范。

（2）医经的形成　据《汉书·艺文志·方技略》所云，医经所论述的是人的阴阳脏腑、经络腧穴、血脉骨髓、疾病、诊法、治疗等，以及如何使用针砭汤熨，如何处方用药的理论。如《汉书·艺文志》著录的"医经七家"，其中有"黄帝""扁鹊""白氏"之名，且各分为"内、外经"。据学者研究考证，这些医书大多数是由汉人在先秦文献的基础上，托古编纂而成的。《黄帝内经》的原始祖本，也应是这一时期的产物。

《黄帝内经》之成书，正如马继兴先生所指出："早期简帛医籍由于非常零星分散，易于亡佚的缺点，因此在周代以后多被整理汇编于内容更多的简帛医籍中去。而《黄帝内经》正是综合编集了大量早期简帛医籍的一部典型著作。"从这个意义上讲，《黄帝内经》亦可视作一部"古籍整理"之作，其成书是对先秦以来古医籍整理的成果。今本《黄帝内经》中尚存有一部分引用的书名和引文，当为《内经》成编之前的古医籍（如《揆度》《奇恒》《五色》等），其中有的书名与《史记·扁鹊仓公列传》所载公乘阳庆传授给淳于意的"黄帝扁鹊之脉书"中某些书名相同。

（3）经方的编纂　依《汉书·艺文志·方技略》序之定义，所谓"经方"当即指临证治病之方。古人用方多强调"经用""已试"；古人制方之法，还特别讲究"气味"的调和（"辨五苦六辛"），以及制剂的工艺（"致水火之齐"）。

经方的知识主要来源于经验的积累，随着时代推移、经验累积日增，自然后出益繁，不断新陈代谢。如《汉书·艺文志》著录的"经方十一家"及近些年出土的汉简，如《五十二病方》《武威汉代医简》等均属此类。这些经方书籍，应为当时学者利用医方文献整理而成。

《汉书·艺文志》"经方十一家"中尚著录有"《汤液经法》三十二卷"，汉以后史志书目即不见著录，传世医籍中亦罕有引录。然近代于敦煌发现的古佚书《辅行诀脏腑用药法要》（以下简称《辅行诀》），保存有《汤液经法》的部分遗文，使今人有幸重窥这部沉寂千载的古经方著作之吉光片羽，对于研究古经方源流甚为可贵。钱超尘、张灿玾诸先生均指出《辅行诀》的发现证明了皇甫谧"仲景论广伊尹《汤液》"之说的可信性，《汤液经法》为张仲景医方之源。

（4）医经与经方的融合　对后世影响最大的中医临床文献，当属汉末张仲景的《伤寒杂病论》。张仲景参阅《素问》《九卷》《八十一难》《阴阳大论》《胎胪药录》多种医学文献，结合自己平脉辨证的临床经验，融合医经与经方整理编纂而成《伤寒杂病论》一书。由于其影响较大，后人奉之为医学经典。今日存世之《伤寒论》《金匮要略》即该书散失后的整理本。

（5）对经文的注释　由于有些先秦文献传至汉代已成古医籍，因语言文字的变迁或含义不明，必须加以注释。如《素问》的"阳明脉解""脉解""针解"及《灵枢》的"小针解"四篇解文，应是对汉以前某些古文献的注释。《八十一难经》也是解经之书，它仅是摘取某些医经语句（可能包括《扁鹊内外经》）加以阐释，故可认为是医经摘要注解之书。

汉代是中医发展史上一个关键时期，中医学最重要的经典著作如《黄帝内经》《难经》《伤寒杂病论》《神农本草经》等几乎都成书于两汉四百余年间。在此期间，西汉末年刘向、刘歆、李柱国等对方技类文献的整理分类恰可视为一个居中的"分水岭"，在中医古籍整理和学术传承史上有着划时代的意义。

2. 魏晋至隋唐中医古籍整理概况　　魏晋南北朝时期，虽战乱频仍、社会动荡，但思想、学术却表现得异常活跃，富于创新。表现在医学领域，则是多种学术体系并存，各有建树，且颇具特色。魏晋至隋唐时期中医的古籍整理也很有创获，王叔和、皇甫谧、巢元方、全元起、杨上善、王冰等人承"医经"之学，分别整理编集了《脉经》《针灸甲乙经》《诸病源候论》，对《黄帝内经》进行了整理注释；孙思邈与王焘等人承"经方"之学，整理编集了《备急千金要方》《千金翼方》《外台秘要》三部大型方书，并已援医经入于经方；陶弘景承"本草"之学，整理编集了《本草经集注》，使本草学成为独立的一门。

魏晋南北朝至隋唐时期的中医古籍整理，主要有以下三方面的重大成就。

（1）医经训释　　魏晋至隋唐时期，按照谢观先生的医学分期为"蒐葺残缺之期"，此期最大特点表现为所谓"医家义疏之学"的兴盛。由于去古渐远，文字音义已有所变迁，时人阅读周秦两汉之古医籍已渐感困难，不得不依靠注疏训诂之学；及至隋唐之世，口传师说的传统几近中绝，注释经书之风气继之代兴。

三国时吴太医令吕广为《难经》作注，是迄今所知医学经典有专门注释之始，其佚文今存于《难经集注》。南朝齐梁间侍郎全元起始注《素问》，成《素问训解》八卷，其书北宋时尚存，至宋室南渡时亡佚，其目录尚存于"新校正"。

《黄帝内经》作为中医学最重要之经典，为医家所习读，故注之者亦众。继全元起之后，至唐代又有杨上善、王冰二家为之作注。北宋校正医书局校正《素问》时，取王冰次注本为底本，校注成《重广补注黄帝内经素问》，是《素问》有"定本"之始，对后世中医学术之影响至为深远。自宋以后，全元起《素问训解》及杨上善《黄帝内经太素》均先后散佚，而王冰《素问注》却由于北宋官方的校正刊行而独存。

（2）医方传承　据《隋书·经籍志》著录，魏晋南北朝期间涌现出大量由医家整理的医方著作，如《范东阳方》《秦承祖药方》《徐王八世家传效验方》及姚僧垣《集验方》等，并且呈现出数量与卷帙与日俱增之趋势。东晋葛洪编集《金匮药方》即已病其繁重（100卷），故删繁就简而成《肘后备急方》；隋大业年间更是编撰成卷帙浩繁的《四海类聚方》（2600卷），但这部医方巨典因篇幅过于庞大，且成书时印刷术尚未出现，故未有刊本，唐以后便已亡佚无存。

今存唐人编纂的大型方书主要有孙思邈《备急千金要方》《千金翼方》与王焘《外台秘要》。这些方书均是以前代文献为基础，进行分类编纂的类书型方书。如《外台秘要》自序云："凡古方纂得五六十家，新撰者数千百卷，皆研其总领，核其指归。"今查其引用文献达近百种。《备急千金要方》因标引出典较少，难以计数，然其自序亦云："乃博采群经，删裁繁重，务在简易，以为备急。"可见孙思邈、王焘二家之书，均是以大量古代文献为基础，经研究整理、编纂而成，是对古代"经方"传统之传承发扬。

（3）本草编集　梁代著名学者陶弘景对于中医古籍整理的贡献，集中体现于其所编撰的《本草经集注》一书。陶氏以《神农本草经》三品合365种药物为主，又参考《名医别录》，并撰制《序录》，共成《本草经集注》三卷。《本草经集注》问世以后，由于陶弘景的影响所在，更因此书体例完备，内容丰富，遂使得其他大多数同类本草著作失去了光泽，渐渐湮没不传，《神农本草经》的经典地位亦由此确立。

《本草经集注》作为本草史上里程碑式的著作，其所创制的整理体例对后世本草学著作的影响尤为深远。其书"先总后分、经注分疏"的结构体式，成为后世本草编撰所遵循的轨范，导致本草著作形成独特的"层累式"知识构架。对于其体例在中医学术史上的影响，王家葵评曰："在本草学发展史上，《集注》居于承先启后的地位，其上直承《本草经》，其下则影响《新修》乃至《证类》。《集注》开创的本草体例，递次被《新修》《开宝》《嘉祐》《证类》《大观》《政和》《绍兴》等大型综合性本草所采纳，直到《本草品汇精要》始初步打破《集注》的编纂格局，至《本草纲目》方在学术上有较大的突破。"

上述医书之整理，皆有承先启后之功，特别是如果我们注意到后来北宋校正医书局所校定之书恰恰是上述诸书，对于这些工作的价值和影响就更不会低估了。可以说，正是魏晋至隋唐时期的"蒐讨掇拾"（谢观先生语），推动了中医经典的重整和成型。这一时期的医籍整理者继承了张仲景《伤寒杂病论》"勤求古训，博采众方"的典范，其著述目的也多是为了广其流传，以便研阅，从而促成了读书治学之新传统的勃兴，开启了宋代以后中医学的新局面。王叔和、皇甫谧、陶弘景、杨上善、王冰、孙思邈、王焘等这一时期最具代表性的医家，既是整理古籍的总结者，更是开启学术新风的前驱者。

3. 宋金元中医古籍整理概况　宋代结束了五代十国的战乱与分裂局面，偃武修文，以其文治著称于史，是我国古代文化发展的鼎盛时期。宋代文化的高度繁荣，在医药卫生事业方面的一个表现就是中医古籍整理事业的大发展。南宋陈振孙有云："大凡医书之行于世，皆仁庙朝所校定也。"宋代以校正医书局为代表的中医古籍整理工作，对于中医学术影响之深远史有定评，实为一件不朽的业绩。

而且宋代由于印刷事业的发展和印刷技术的提高，为医学书籍的整理出版创造了更有利的流通和传播条件。所以，官办与私办印制单位出版发行的医书较之此前均有大批量增加，其中不少为整理校正本。

宋金元时代对中医古籍整理的成就尤为突出，主要有以下几方面。

（1）校正医书局校书　宋代统治者重视文化事业，组织国家政府力量进行古籍整理。除了设立崇文院统一负责各种书籍的整理外，还根据书籍经史子集等不同类别，设立专门机构，分局集中整理同类书籍。仁宗朝嘉祐二年（1057）设校正医书局，校勘整理重要医药典籍。据苏颂《本草图经序》，朝廷"诏命儒臣重校《神农本草》等凡八书"，《本草后序》则列有《神农本草》《灵枢》《太素》《甲乙经》《素问》五种医经合《广济》《千金》《外台秘要》三种方书。但从传世的校序可知，这次整理实际超出这个范围，上述八种之外至少还有《脉经》《金匮玉函经》《金匮要略方》《千金翼方》四种（但《灵枢》《太素》《广济方》未见刊本及著录，是否整理刊印尚不清楚），并配合新校定的《补注神农本草》，编纂了《本草图经》。

这些版本不仅在当时具有权威性、影响广泛，也是以后官私翻刻的首选底本。传世的医书版本，往往或多或少地与宋代校正医书局整理颁行的本子存在渊源关系。大量重要医籍经过校正医书局的校勘之后，刻板印行并广泛流传，从而成为有影响的定本，这也可以说是宋代医学学术方面最重要的贡献之一。

（2）对仲景著作的整理研究　宋金元时代对张仲景著作的整理研究包括多方面的方法和内容：有版本研究者，如校正医书局对《伤寒论》《金匮要略》《金匮玉函经》等版本的发掘整理；有原文注释者，如成无己《注解伤寒论》；有类证研究者，如成无己《伤寒明理论》；有结合临床整理研究者，如许叔微所著注解《伤寒》诸书等。

金代成无己首先对《伤寒论》进行了全面注释，为《伤寒论》的学习研究开创了新的途径，对《伤寒论》的广泛流传和后世伤寒学派的发展起到了重要的推动作用。成氏对于《伤寒论》的注解，其最大特点便是"以经注论，以论证经"，即引用《内经》《难经》的原文来解释《伤寒论》的医理。

这一注解方法深刻把握了《伤寒论》是"医经"与"经方"的融合这一学术源流。引用《内》《难》经文来注解《伤寒》，能够若合符节，恰恰证明《伤寒论》序"撰用《素问》《九卷》《八十一难》……"所言不虚。由此可知，成氏注解之法恰是对仲景之学的逆向溯源，通过将《伤寒论》与《内》《难》互证，而彰显其义，贯通其学。在成氏注解的影响下，仲景之学与"医经"之理显得更加密合无间，加深了两者之间本来的渊源，推进了中医学术的内在自洽。

（3）金元四家的经典研究与学术创新　宋代以来，随着"儒医"风气的兴起，读书自学逐渐成为一种重要的习医方式，"学医须读书"也开始成为医界内外许多人士的共识。金元医家的学术创新亦非横空出世，而是得益于北宋医学教育和医籍整理的涵养熏陶之功。对此清人蒋超伯所论甚精："宋世极讲求医学。……其老师宿学之在北方者，悉为金有，叠起大家。聊摄则成无己，河间则刘完素，易州则张洁古，考城则张子和，东垣老人李杲，尤卓卓驾乎诸家之上。非金元高手独多，皆天水九朝讲究熏陶之泽也。"[1]

金元创派诸大家，无一例外地注重读书治学，而其所读之书则"不仅限于一家一派，而是具有一定的开放性，并且开始有了公认的经典"。因此，金元诸家的学术创新与其对经典的研习与阐发是密不可分的一体两面。金元医家对于以《黄帝内经》为代表的中医经典用功甚深，可谓是"熟玩经文，深悟经旨，铺陈经义，阐扬经说"。在此基础之上他们又

---

〔1〕［清］蒋超伯.《南漘楛语》卷六《岐黄之学》. 续修四库本书（第1161册）［M］. 上海：上海古籍出版社，2002：337.

密切联系临床实践，大胆创派立说，成一家之言，揭开了中医学术史上群星璀璨的一幕。其中，经典研究与学术创新相辅相成，比翼齐飞，如刘完素的亢害承制论、张从正的情志相胜论、李杲的脾胃论等，均有力地推动了学术的发展。

（4）对《内经》和《难经》的整理注释　元代医家滑寿曾师从京口（今江苏镇江市）名医王居中研习《素问》《难经》，颇有心得，遂著成《读素问钞》和《难经本义》二书。后又随东平（今山东东平县）高洞阳学习针法，遂对经络学说悉心研究，取《内经》等书中有关经络的论述，撰成《十四经发挥》三卷。滑寿的《读素问钞》，将《素问》内容分类摘抄，编为藏象、经度、脉候、病能、摄生、论治、色脉、针刺、阴阳、标本、运气、汇萃凡十二类，颇便研读。因杨上善《太素》早佚，对后世类分研究《内经》诸家影响最大的实际上是滑氏此书。滑寿的《难经本义》，约成书于元至正二十一年（1361）。此书体例颇为完善，注文中引用了 20 家之说（连同"汇考"所引为 26 家），集元以前《难经》注解之长。《四库全书总目提要》赞之曰："其注则融会诸家之说而以己意折衷之，辨论精核，考证亦极详审。……寿本儒者，能通解古书文义，故其所注，视他家所得为多云。"《古今图书集成》中所收《难经》注释亦主要采自该书，可见后世对其之推重。

（5）对中医典籍的考证评述　元明间名医吕复学问赅博，有戴良曾为之立传（《九灵山房集·沧州翁传》），称"其于医门群经及古今方论，无不考索其要归"，并详录吕复对《素问》《灵枢》《神农本草经》《难经》《伤寒论》《脉经》《脉诀》《诸病源候论》《天元玉册元诰》《玄珠密语》《中藏经》《圣济经》等中医典籍的评述。论中对上述医籍，皆叙其作者，陈其源流，别白是非，甄论得失，辨章学术，剖析条流，见解颇为精当，对于当时及后世的中医学术都产生了深刻影响。

吕复对医门群经的评述，在体例上虽不是中医目录专书，但因其以历代医籍为对象，述及各书的作者、源流、主要内容、学术价值及流传情况等，因而具有提要钩玄、指示治学门径的解题目录功能。其所述内容及著作体例，多为后世医家所引用和效仿。明·徐春甫《古今医统大全·采摭诸书》，开列所引之书若干种，其书名之下凡有提要者，经与《沧州翁传》相比较，基本是照录吕论，稍事增删；《古今图书集成·医部·总论》卷五百二则径引为《医门群经辨论》；余如《颐生微论·医宗说》《医诂》《橘旁杂论·古今医书大意》《知医必辨·合论诸书得失以示初学之违从》《冷庐医话·古书》等，均带有受吕论影响之痕迹。

4. 明清时期中医古籍整理概况 明清两代在医学传承方面主要是延续宋金元以来的特点，而在中医文献的整理研究方面，则踵事增华、后来居上，较之前代更为繁盛。其古籍整理涉及的范围更广，从事的人员更多，方法也更为多样化，而官方的整理也不再居于绝对的主导地位。这一时期中医学术传承大体循两条路线发展：一则是承续金元医学的创新，集成发挥，在学术上各立门户，彼此争鸣；在文献整理方面则表现为各种大型医学类书、丛书的编纂（即如张介宾《景岳全书》、王肯堂《证治准绳》、李时珍《本草纲目》等书，亦可归入个人类书范围）。另一则是尊经复古之风的兴起，在学术上提倡思求经旨，返本溯源，尊崇《内》《难》《本经》及仲景之学；在文献整理方面，表现为大量经典医籍注释著作的涌现。后一潮流正是对于前者的逆动，两者共同推进了中医学术的纵深发展。

明清两代对于中医古籍整理的成就和特点具体体现在以下几个方面。

（1）经典医籍的整理注释　明清时代对于经典医籍的整理注释，由于继承了前人的经验，并在前代整理的基础上展开，因此数量大为增加，形式也更加多样，有集注本、类编本、节要本、图文注本、文句训释、综合研究、方论歌诀等多种形式。到了清代，由于受朴学的影响，对经典医籍注释训诂方面的研究更趋深入。

明代对经典医籍的注释：《内经》有马莳《素问注证发微》《灵枢注证发微》，吴崑《素问吴注》，张介宾《类经》及《类经图翼》《类经附翼》等；《难经》有张世贤《图注八十一难经》等；《伤寒》与《金匮》，有方有执《伤寒论条辨》、赵以德《金匮方论衍义》等；《本经》有缪希雍《本草经疏》等。

清代对经典医籍的注释，又有较多新著问世，如张志聪《黄帝内经素问集注》《灵枢经集注》，徐大椿《难经经释》，柯琴《伤寒来苏集》，尤在泾《伤寒贯珠集》《金匮要略心典》，邹澍《本经疏证》等。由于受清代朴学影响，又有一批训释经典字词、文句的专著问世，如陆懋修《内经难字音义》、胡澍《素问校义》、俞樾《读素问余录》、孙诒让《札逑·素问王冰注》等，颇能释难解惑，启迪后学。

（2）《神农本草经》的辑复研究　明清时代由于受尊经复古思潮的影响，对《神农本草经》的研究渐成新潮。加之李时珍的《本草纲目》已网罗古今、囊括大全，很难再度有所超越，连清代官府都没有继承历代官修本草的传统，尝试编修一部更大部头的本草著作。医家个人更为关注的则是简便实用的药物手册。相较之下，对于《神农本草经》的整理研究更能凸现出此期学术活动的特色和古籍整理的成就。

明清时代对《神农本草经》的整理研究主要体现在三个方面：一是对《本经》的注疏，其阐发药理一反金元以来诸家的新说，纯以《本经》经文为依归，代表性的著作有明代缪希雍的《本草经疏》，清代张志聪、高士栻的《本草崇原》，姚球（托名叶桂）《本草经解》，陈修园《本草经读》等书。二是对《本经》的辑复，力求还原《本经》的本来面貌，为治学提供可靠的凭据，代表性的著作有明代卢复，清代孙星衍、顾观光、王闿运，以及日本森立之等学者的辑佚本。三是对"经方"药物的研究，通过将《本经》药物主治与仲景方用药规律对勘互证，加深对彼此机理的理解和把握，代表性的著作有清代黄元御《长沙药解》、邹澍《本经疏证》等。

（3）版本源流的考证　宋代以后刻书业日益发达，图书不再为官府和贵族所垄断。至明清时书业尤为蓬勃兴旺，私人藏书之风很盛，出现了范钦的天一阁、毛晋的汲古阁、黄虞稷的千顷堂、钱谦益的绛云楼、朱彝尊的曝书亭等著名的藏书家及藏书楼。这些藏书家同时也多为学者，特别重视图书的版本，在版本源流考证方面做了大量工作，成就很大，使后学受惠不少。

（4）医学专业目录的编纂　明代殷仲春的《医藏书目》，是现存最早的医学专科书目，按照《如来法藏》的名称把医书分为 20 函，对于研究医学目录与分类有特殊意义。清代学者曹禾的《医学读书志》，以历代名医为纲，胪列著作，考镜源流，提要钩玄，束繁归整，是一部指点治学门径的重要参考书。

（5）医史人物传记的编辑　医史人物传记方面的著作，虽唐代就有甘伯宗的《名医传》，宋代林亿等校书时还曾参考，然惜已亡佚，难睹其详。宋代张杲的《医说》，博采诸书，广录见闻，保存了大量珍贵的医史资料。然明清以前，此类资料终嫌零散。至明代李濂撰作《医史》，收录自春秋至明初 71 位医家之传记，为专题医史之滥觞。明代《古今医统大全》中有"历世圣贤名医姓氏"，清代《古今图书集成医部全录》中亦有"医术名流列传"，皆灿然大观，至今仍为编修医学史者所取材。

（三）新中国的中医古籍整理概况

1949 年以来，有规模的中医古籍整理研究工作始于 20 世纪 60 年代。1964 年 3 月 26 日根据国家十年规划第 36 项"整理语译中医古典著作"之指示精神，在南京中医学院召开会议，决定对《素问》《灵枢经》《难经》《针灸甲乙经》《脉经》《诸病源候论》《针灸大成》等七本古典医籍，按校勘、训诂、集释、语译、按语等项进行整理研究。此项工作，在

"文革"期间曾一度中断，于1977年重新恢复。

大规模的中医古籍整理研究工作始于20世纪80年代。1982年1月16日，卫生部根据陈云同志的指示精神，决定对中医古籍进行整理出版，在人民卫生出版社成立了"卫生部中医司中医古籍整理出版办公室"（简称"中古办"）。1983年3月22日，将《伤寒论》《神农本草经》《针灸甲乙经》《诸病源候论》《金匮要略》《中藏经》6种书列为第一批重点整理的书目。同年4月21日至27日，卫生部中医司在沈阳召开了"中医古籍整理出版座谈会"。在原6种古医籍的基础上，又增加了《素问》《灵枢经》《脉经》《难经》《黄帝内经太素》。此次对11种中医重点古籍的研究整理取得了丰硕的成果，后由人民卫生出版社出版。1983年8月20日至25日，卫生部中医司在青岛召开了"全国中医古籍整理出版规划落实工作会议"，落实了中医古籍整理出版第二批任务，共200种医籍，落实古籍整理分片负责、分级管理的组织工作。在此期间，"中古办"除了继续逐个落实规划项目外，还规划落实了《中医方剂大辞典》《中华本草》《中医古今脉案》《中医年鉴》《汉方研究》5大项目。

1982年以来，我国的古籍整理出版取得了显著的成绩，在国家古籍整理出版规划领导小组和卫生部中医司中医古籍整理出版办公室的领导下，中医古籍整理研究事业进入了一个繁荣、兴盛的时期。规划中的561种古籍，据不完全统计，80%已经落实并整理完毕，出版300余种。在整理过程中，学者们对每一种古籍，均做了大量的调查研究与翔实的考证工作，并对某些古籍进行了深入研究。一部分孤本和珍善本古籍，经整理出版后，在社会上重新得以流通，成为传世的著作。这样一批中医古籍的整理出版，为学习和研究中医学的人们解决了一个读书的问题。更重要的是这部分古籍的广泛流通，为继承发展中医事业起到了促进作用。

　　1982 年以来的中医古籍整理，一个突出的特点是汇集了一批著名学者，既锻炼了队伍，又培养了一批专门人才，从而形成了一批有实力的科研机构和一支稳定的专业队伍。"中古办"建立初期，全国仅有数家中医文献教研室，至 20 世纪 80 年代末，相继建立中医文献研究所、室的院校和研究院有 15 家。经过十几年的发展，一些研究所、室已形成较大规模。培养的专业人才走上工作岗位以后，经过锻炼，在古籍整理和教学岗位上发挥了重要作用，有的已经成为学术界的骨干或知名学者。随着中医古籍整理研究的深入开展和人才培养的需要，一些著名学者十分重视对文献学理论的研究。20 世纪 90 年代以来，相继出版了多种中医文献学的论著，如马继兴的《中医文献学》、史常永的《实用中医文献学》、张灿玾的《中医古籍文献学》等。这些著作的产生，标志着中医文献学科的成熟，对于指导科研和培养人才，具有十分重要的意义。

　　中医药是中华民族优秀传统文化的代表，是国家非物质文化遗产保护的重要内容。中医古籍是中医非物质文化遗产最主要的载体。立足于非物质文化遗产的保护，确立和展示中医非物质文化遗产博大精深的内容，使之得到更好的保护、传承和利用，对中医古籍进行整理出版是十分必要的。有鉴于此，我们从 2008 年开始，组织全国中医古籍整理权威专家组成编委会，按照"中医非物质文化遗产"分类原则整理了"中医非物质文化遗产"丛书。本丛书包括《中医非物质文化遗产临床经典读本》（70 种）与《中医非物质文化遗产临床经典名著》（30 种）两个系列，共 100 个品种。其所选书目精当，涵盖了大量为历代医家推崇、尊为必读的经典著作，也包括近年来越来越受关注的，对临床具有很好指导价值的近代经典作品。每种医籍均由专家遴选精善底本，加以严谨校勘，为读者提供准确的原文；并且尽量保持原文风貌，使读者能够读到原汁原味的中医经典医籍。本丛书从 2011 年起，由中国医药科技出版社陆续出版，在学界广受好评。

二、古籍数字化是传统古籍整理的延续与发展

古籍是中华民族优秀的文化遗产。古籍的传承和发扬，主要通过古籍整理的形式。对古籍的种种加工，一方面要有利于古籍的保存与传承，另一方面要有利于促进古籍知识的科学组织和有效利用，使古籍更便于今人以及后人的阅读和利用。

古籍数字化就是从保护和利用古籍的目的出发，利用现代信息技术，将传统文献介质上的语言文字或图形符号等转化为能被计算机储存、传播、识别和管理的数字符号，并借助现代信息技术对古籍加以利用的一项系统工作。古籍数字化是在古籍整理研究领域引进数字化技术，是传统研究方法与现代科学技术结合而孕育出来的新方法、新技术。

20 世纪 90 年代以来，日新月异的现代信息技术被广泛应

用于古籍整理和开发，改变了传统古籍整理的概念，使古籍整理进入了一个新的阶段。通过古籍载体形式的数字化转变，以图像版古籍的形式可以实现古籍原貌的保存，以全文版古籍的形式可以实现古籍的全文数字化存储，并通过数字化深加工、多媒体处理和网络传输，优化古籍知识的存取和传播方式，形成有序的信息空间，实现古籍知识信息的即时即用和真正意义上的信息资源共享。

古籍数字化与传统的古籍整理相比，虽然在载体形式和工作方式上有所变化，但其保存古籍、便利读者的目的却是一致的。在古籍数字化的过程中，如何选择最佳版本，如何处理古籍中存在的衍、脱、误、倒问题，以及对古籍的数字化深加工，仍要在相当程度上借助于传统文献学的研究方法。因此，可以说古籍整理与古籍数字化的关系，是相辅相成的。古籍整理是古籍数字化的基础，只有这样才能保证古籍原文的准确无误，才能保证数据库的品质。古籍数字化则是传统古籍整理研究工作在数字时代的延续与发展，也是古籍整理未来发展的大势所趋。中国内地及港澳台的许多学者也一致认为，古籍数字化是我国古籍整理工作的发展方向。

正如史睿先生所指出的：①古籍数字化属于古籍整理和学术研究（或称校雠学）的范畴，而不仅仅是图书载体的转换或商业炒作的噱头，故必须以相关领域的学者（即内容专家，而非技术专家）为主导，才可能向正确的方向发展。②古籍数字化属于古籍整理和学术研究的范畴，那么就必须遵循古籍整理的基本原则，懂得学术研究的基本思维过程。③数字古籍目标应以纸本索引为向导，以应用为目标，将

"知识发现"进行到底。应用是我们衡量古籍数字化工作的指标。④深入标引和严格的规范控制是实现知识发现的必要手段。所以，我们必须破除对 IT 技术的迷信，重新估价 IT 技术的功能与价值，并努力补上传统学术中标引和规范控制这一课[1]。

〔1〕史睿. 论中国古籍的数字化与人文学术研究 [J]. 北京图书馆馆刊，1999（02）：28－35.

第二章　知识元、知识体、语义成分的概念定义及其知识组织模型

　　知识表示是研究知识从自然记载形式过渡到适合计算机处理的表示形式，并在此基础上实现对知识的有效管理。柳长华教授在 2000 年主持国家中医药管理局"中医药古代文献数字化关键问题研究"课题的过程中最早提出了"基于知识元的中医古籍知识表示方法"的理论构想，其中包括了知识元、知识体、语义成分等一系列赋予全新内涵的核心概念。经过十余年的理论研究，结合中医古籍数字化建设的实践，在国家自然科学基金"基于知识元的中医古籍计算机知识表示体系研究"的支持下，系统梳理理论形成脉络的基础上，最终构建起了完整的理论体系。

一、知识元理论体系核心概念

（一）知识元

　　知识是由多个概念集合在一起并且形成一定的关系而构成的，中医学的知识也不例外。专家们对文献的理解也是通

过对相互关联的一组词的分析理解，获得一个完整的概念。文献中的一个词通常不能表达某个完整概念，往往是一组词的相互关联，才能形成一个完整的概念，我们把这种语言现象视为知识元。

1. 定义　知识元（element knowledge，EK）是知识系统中可以表达一个完整概念的不可再分解的最小知识单位。在形式上它是由多个语词、词组或短语构成的集合，在内容上它表达一项相对完整的知识。知识元对象表现为从自然文本中抽取出的由词语、词组或短句构成的一段连续的文字。

2. 构成

（1）**元概念**　知识元中多个语义成分相互关联形成的核心概念，称为"知识元的语义概念"，简称"元概念"。元概念在形式上可以是一个词、一个词组或者是一个短语，通常表述特定主题某一方面的属性。知识元构成如图2-1。

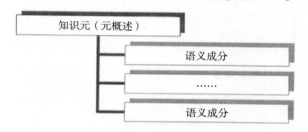

图2-1　知识元构成图

（2）**语义成分**　是构成知识元的基本要素，是知识元中具有完备语义的词、词组或短语，在知识元中具有不可分割性。

3. 特性　包括独立性、拓扑性、结构性、链接性、可控性等特性。

（1）独立性　知识元是显性知识的最小可控单位。所谓显性知识，是相较于存在于人脑中的隐性知识而言的，能用文字和数字表达出来，容易以硬数据的形式交流和共享，并且经编辑整理的知识。显性知识以一定的形式记载在一定的载体上，如文献等。中医古籍数字化工作研究的对象正是中医古籍所承载的这种显性知识。

（2）拓扑性　知识元逻辑上是完整的，能够完备地表达一个事实、原理、方法、技巧等知识内容。知识元所谓的最小、不可分割是相对的而非绝对的，以是否具备完整的知识表达能力作为切分知识元的标准。举例说明如下：

证候表现："咳而胸满，心胸甲错，振寒，脉数，咽干不渴，时出浊唾腥臭，久之吐脓如粥者，肺痈也。"（《证治准绳·咳嗽血》）

诊候："唾腥，吐涎沫者，将为肺痈也。"（《形色外诊简摩·卷下·外诊杂法类·嗅法》）

以上两书中，"浊唾腥臭"与"唾腥，吐涎沫者"是两段相似的论述，但"浊唾腥臭"作为证候表现，是必备条件而非完备条件，与其他症状不可分割，不具备完整的知识表达能力，因此不能划分为单独的知识元。而"唾腥，吐涎沫者"作为诊断病证的诊候，是完备条件，具备了完整的知识表达能力，因此它可以被划分为一个单独的知识元。

（3）结构性　知识元是有一定结构的，由知识元名称、知识元属性、知识元属性值组成。正是由于这种结构性，知识表示的一系列理论和方法仍适用于对知识元的表达。所以也可以说，知识元是可以表达的。

（4）链接性　知识元之间通过链接可以构造出新的知识体系，从而创造出新知识。这就是知识标引的基础，也是知识元成为知识管理新纪元的关键。比如将药物的名称、性味、归经、功用主治、炮制、养殖栽培、药图等知识链接起来，就构成了关于某一药物的知识体系。

（5）可控性　知识元是适于用计算机进行管理的。数据仓库和数据挖掘等原理和技术仍适用于对知识元的存储和利用。知识元的可控性是我们建设中医古籍知识库可行性的理论基础。

4. 中医知识元分类　知识元理论的提出，使得知识的控制单位从文献这一层级深入到其中的数据、公式、事实、结论等最小的独立的知识元的层级。因此中医古籍知识元的归类研究，将知识元对象按照结构的相似度分为：名称类、原理类、操作类、对比类、相关类、叙述类。

（1）名称类　对一个中医名词进行全面、完整、准确、概括的描述。一般包括正名、异名和释名。

对象实体结构 {元概念，来源，上属，相关，知识元，正名，异名，释名，分类}

（2）原理类　对人体生理、诊治机理等中医理论的描述。人体生理一般包括阴阳、五行属性、功能、主病等，诊治机理一般包括推理过程等。

对象实体 {元概念，来源，上属，相关，知识元，阴阳属性，五行属性，功能，主病，推理}

（3）操作类　以步骤的方式精确地描述知识。包括操作步骤以及操作过程中所辅助的器物。

对象实体结构 ｛元概念，来源，上属，相关，知识元，选用器具，辅助方药，操作步骤｝

（4）对比类　对相似状况的甄别。一般包括比较对象的双方或多方。

对象实体 ｛元概念，来源，上属，相关，知识元，鉴别对象｝

（5）相关类　对人体各器官组织以及药物方剂之间相关对象和相关方式的描述。

对象实体 ｛元概念，来源，上属，相关，知识元，相关对象，相关方式｝

（6）叙述类　对疾病状态、人体形态、药物性质、环境状况、患者情况等的陈述。

对象实体 ｛元概念，来源，上属，相关，知识元｝

（二）知识体

在客观知识中，各种知识间的逻辑关联性可以通过知识创造者联系起来，形成知识的体系。知识创造者创造或引用了别人的知识（或观点），他所创造的知识又被别人所引用，这样通过知识生产和传播过程的引用关系，就形成一个开放的知识体。

1. **定义**　知识体（body knowledge，BK）是知识系统中可以独立表达一个特定主题的不可再分解的知识单元。是位于知识元上一层次的知识，由两个及以上对应同一主题的知识元聚合而成，通过体概念来描述。通常将一部文献作为一个最大的知识体，一部书往往包含多个不等的层次（如卷、门类、篇章等），知识元之上的所有层次均为知识体。知识体对象表现为从自然文本中抽取出的包含有两个及以上对应同一主题知识元对象的一段连续的文字。

2. 构成　知识体是由一个以上的知识元构成的知识集合。两个以上的知识体又构成上一层次的知识体。因此，知识体具有多层次性。知识体由体概念和体部件构成，如图2-2：

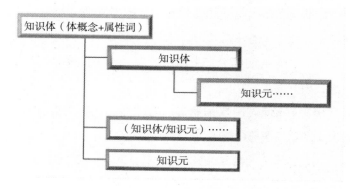

图2-2　知识体构成图

（1）**体概念**　一个以上知识元或知识体的集合，其所表达的核心概念，即知识体中多个聚合在一起的知识元所共同对应的主题称为知识体的语义概念，简称"体概念"。体概念在文献中的表现形式多是具有较强构建能力的方、药、病证等，或是具有指代性的卷次或篇章。

（2）**体部件**　一个知识体中，其下层知识的各个部分称为体部件。体部件可以有知识元，也可以有知识体和知识元。

3. 特性

（1）**构建性**　知识体具有将独立、分散的知识元链接构造成完备认知结构的能力。知识元通过链接构成知识体，知识体再与新的知识元或知识体相链接构成更大的知识体。

中医药传统知识是由一个一个的知识单位构成的，这些知识单位是构成一类知识的最小单元。同一类的古籍，每一种的内容与体例都不尽相同，体现了不同作者对知识体系的构建过程。

（2）开放性　知识体是一个开放的认知结构。在知识系统中，各种知识通过知识创造者关联起来。知识创造者创造或引用了别人的知识（或观点），他所创造的知识又被别人所引用，这样通过知识生产和传播过程的引用关系，就形成一个开放的知识体。知识产生的过程就是知识体链接了新的知识元或知识体的过程。正是知识体的这种开放性，使得知识体系得以不断丰富和完善。

我们可以将一本书看作一个知识体，是由其作者构建的知识体系。《伤寒杂病论》是张仲景构建的知识体，那么此后针对此书的注释性著作既可以看作是对于张氏知识体的发展，也可以看作是注释者形成的新的知识体系。

4. 中医古籍知识分类　中医药传统知识保护课题组的知识分类研究认为：中医药传统知识是由一个一个的知识单位构成的，这些知识单位是构成一类知识的最小单元。中医药传统知识中同类知识单位聚合在一起，就形成一类知识。如与生命过程相关的脏腑、经络、官窍等知识聚合为生命知识，与养生、保健、防病、延年相关的知识聚合为养生知识，各种药物的知识聚合为药物知识。各类知识聚合，形成中医药知识体系。知识分类是对中医药的基本知识单元的分类，既不受图书、学科等分类方法的限制，也不是对中医药文献中涉及的其他知识如哲学、历史、天文、兵学、农学知识等进行全面分类。也就是说，中医药自身拥有的知识和其运用与借鉴其他领域的知识是不同的，中医药传统知识分类是针对中医药自身知识的分类。

本分类体系从知识聚类的角度出发，将中医药知识分为：生命知识、养生知识、疾病知识、诊断知识、疗法知识、针灸知识、方剂知识、药物知识、相关知识。

（三）语义成分

数据的含义就是语义。简单地说，数据就是符号。数据本身没有任何意义，只有被赋予含义的数据才能够被使用，这时候数据就转化为了信息，而数据的含义就是语义。语义可以简单地看作是数据所对应的现实世界中的事物所代表的概念的含义，以及这些含义之间的关系，是数据在某个领域上的解释和逻辑表示。

1. **定义**　语义成分（semantic components，SC）是构成知识元的基本要素，是知识元中完备表达单一概念的词、词组或短语，在知识元中具有不可分割性。

2. **构成**

（1）语义类型　知识系统是由知识元构成的，知识元是由语义成分构成的。知识系统中的语义成分可以按照共有属性划分为抽象的类，称之为"语义类型"，即通常意义上所谓的概念。

（2）语义关系　单独的语义成分往往不能表示完整的知

识，语义成分的相互关联是知识表达的关键。语义成分之间关联的含义，称之为"语义关系"。

3. 语义的特性

（1）领域性　语义具有领域性特征，不属于任何论域的语义是不存在的。而语义异构则是指对同一事物在解释上存在差异，也就体现为同一事物在不同论域中意义的不同。

（2）表达性　对于计算机科学来说，语义一般是指用户对于那些用来描述现实世界的计算机表示（即符号）的解释，也就是用户用来联系计算机表示和现实世界的途径。中医古籍知识库系统运用中医古籍元数据来规范地表达知识元和知识体的语义。

二、知识组织模型

通过对古籍文献中知识元的抽取与标引，构建起以知识体为单元的知识组织体系，通过对语义成分间关系的标引，关联起中医古籍方剂知识语义网络，从而构建起以知识元为核心的知识表示体系。这是一种深入文献内部的知识组织方法，可以将古籍数据由自然记载形式过渡到适合计算机处理的表示形式。

（一）以知识体为单元的知识组织结构

对中文文本进行科学合理的解构，揭示中文文本中蕴含的知识和信息，是知识发现的重要方法和途径之一。该理论体系对古籍文献中知识体、知识元的抽取，正体现了这种通过对文本解构的方式从而实现知识表示的研究思路。

1. 知识元的结构化定义　知识元是知识系统中可以独立表达一个完整概念的不可再分解的最小知识单元。知识元由语义成分构成，通过元概念来描述。

八元组知识元模型：

EK: = < ID, LC, RS, EKT, EKC, EK, EB, KC >

知识元标识符（identity, ID）：是知识元唯一的标识符号，知识元抽取系统自动生成。

知识元地址（location, LC）：是构建知识库时所赋予知识元的唯一位置坐标，一般是一个链接到知识元所出载体的超级链接。LC 与 ID 相对应。

知识元来源（resource, RS）：指知识元对象的来源。一般为文献标题、章节标题或段落标题等。

知识元文本（element knowledge text, EKT）：是知识元对象内容，为从自然文本中抽取出的由词语、词组或短句构成的一段连续的文字。

元概念（element knowledge concept, EKC）：指概括知识元对象研究问题的概念，通常表述特定主题某一方面的属性。

EKC: = < C × M >，元概念在形式上是由知识元对应的主题（Concept, C）与其相应元数据（Metadata, M）（包括扩展元数据）共同构成的复合概念。元概念中，主题可以为多个，但元数据是唯一的（有且只有一个）。主题为一个实体的概念，元数据是描述数据（主题某一方面属性）的数据，是抽象的概念。

方剂知识元与通用知识元结构化定义的区别就在于：C ∈ 中医概念集，M ∈ 中医元数据集；FC ∈ 方剂概念集，FM ∈ 方剂核心元数据集。不同类型的概念对应不同的核心元数据集。

知识元构成（element knowledge，EK）：EK = {SC，R}。其中，语义成分（semantic components，SC）构成知识元的基本要素，每一个语义成分为一个单纯的实体概念；语义关联（relevancy，R）是语义成分之间的关系，其中包括对语义类型的定义。

SC = {sc_1，sc_2，… sc_n} 为语义成分集合；R = { (r_{ij})，i，j = 1，2，…，n} 为语义成分之间关联关系的集合，r_{ij}表示sc_i与sc_j之间的关系。

上属（epistatic belonging，EB）：是知识元上一层次的知识体，是知识元之间聚合的核心。

知识类别（knowledge category，KC）：指对中医知识体系按照学科标准分成若干领域。

2. 知识体的结构化定义　知识体是知识系统中可以独立表达一个特定主题的不可再分解的知识单元。知识体是位于知识元上一层次的知识，由两个及以上对应同一主题的知识元聚合而成，通过体概念来描述。

八元组知识元模型：

BK：= < ID，LC，RS，BKT，BKC，BK，RBK，KC >

知识体 ID：是知识体唯一的标识符号，知识体抽取系统自动生成。

知识体 LC：是构建知识库时所赋予知识体的唯一位置坐标，一般是一个链接到知识体所出载体的超级链接。LC 与 ID 相对应。

知识体 RS：指知识体对象的来源。一般为文献标题、章节标题或段落标题等。

知识体文本（body knowledge text，BKT）：知识体对象内容，为从自然文本中抽取出的包含有两个及以上对应同一主题的知识元对象的一段连续的文字。

体概念（body knowledge concept，BKC）：是概括知识体对象研究问题的概念，为知识体中多个聚合在一起的知识元所共同对应的主题。

知识体构成（body knowledge，BK）：BK = $\{ek_1, ek_2, \cdots ek_n\}$，知识体为知识元的集合。

相关（related body knowledge，RBK）：指与该知识体语义相关的其他知识体。

知识类别（knowledge category，KC）：指对中医知识体系按照学科标准分成若干领域。

知识体/元有其相对应的主题/概念（即体/元概念）。一个知识体/元可以对应一个或多个主题/概念；反之，一个主题/概念也可以指代多个知识体/元实体。体概念、元概念与通常意义上的概念的区别在于其所指的对象是客观、具体的，即从自然文本中某一位置抽取出的一段连续的文字；而通常意义上的概念所指的对象是主观、抽象的，存在于人的思维之中，且在不同人之间会存在或多或少的差异。

（二）元概念与元数据的关系

元概念是知识元中多个语义成分相互关联形成的核心概念，称为"知识元的语义概念"，简称"元概念"。

元数据是"关于数据的数据"或"关于数据的结构化数

据"。

元概念在形式上由描述知识元的元数据与知识元上属的知识体的体概念共同构成，在内容上它属于知识元的名称。中医古籍语义元数据为元概念提取的规范化而制定，是元概念规范化的基础。

三、理论渊源与基础

任何理论都不可能凭空产生，古籍数字化相关理论也是在继承中得到发展的。探究理论产生的渊源与基础，能够加深我们对其核心实质的理解。本研究还追溯了"基于知识元的中医古籍计算机知识表示理论体系"形成的渊源与基础。

1. **章句之学** 是对单位知识的划分与总结。对古籍进行解析，切分知识元是"剖章析句"工作的延续；分析知识元、知识体的内容，提取元概念、体概念，利用元数据对知识元进行标引描述和管理，是"辨其章旨而标识之"工作的延续。

2. **编制卡片** 是对一类知识的总结与管理。卡片的编制便于将大量文献资料进行系统的分类整理，层级编码和提取小标题等纸制时代知识管理的方式在数字化时代表现为知识元的聚类和知识体的层次现象。

3. **分类思想** 是对知识体系的次序化。人类不断地创造和丰富着知识财富，又不断地要求对浩浩无涯的知识进行集结、序化和优化，否则，古今知识财富不可能被有效地利用。知识分类是我们寻求知识的出发点，它犹如学海的航标，既可为追求知识的人指明求学的门径，也可为从事知识管理的人提供理论指导，以便使纷繁复杂的知识得以依类分理、各有归属，从而建立起次序化、规范化、系统化的知识世界。古籍数字化研究的出发点就是实现中医古籍知识的分类系统化和管理可控化。

4. **活字印刷**　是对知识的排列与组合。中医古籍所蕴含的中医学知识是无穷尽的。但是我们认为，组成中医学知识的基元却是可穷尽的，不可穷尽的是知识基元不同的排列与组合方式。在柳长华教授构建的中医古籍知识库理论体系中，这种基元被称之为中医古籍的"知识元"。

5. **元数据**　是知识管理的有效途径。元数据的应用，为网络信息资源的有序组织、适度控制和高效检索利用提供了便利的条件，是目前国际公认的解决数字文献管理的有效途径。基于对知识元规范化描述的需要，我们将描述和管理资源的元数据理论应用于对中医古籍知识内容的描述和管理，构建了中医古籍语义元数据体系。

"基于知识元的中医古籍计算机知识表示方法"是在对古籍整理理论深刻理解的基础上，结合现代信息技术的特征提出的，它实质上从属于古籍整理的理论体系。

第三章　语义关联的规则及
知识元链接的运算法则

一、概念分析与关联

中医古籍文献的自然知识结构，经知识解析为知识体、知识元之后，还要进行体概念、元概念的提取，以及知识元内语义成分的标识。通过概念的分析与关联，可以构建起中医古代文献的知识库。

概念的分析与提取，要针对每一个独立的知识体、知识元进行，提取其中的核心概念，并用规范的词语予以表达。（图 3 - 1）

知识元内需要对重要的语义成分进行标识。需要标识的语义成分，主要有病证名、方名、药名、经络名、腧穴名、舌象、脉象、地名、人名、书名等内容。

中医古籍知识之间的关联关系（图 3 - 2），可分解为以下几种情况：

1. 知识元概念与知识元内语义成分之间的关联。

2. 知识元之间的概念关联，主要是同一概念的知识元之间的关联。

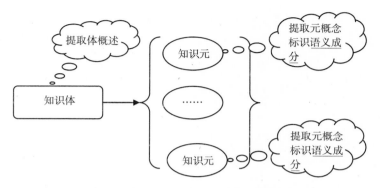

图 3 - 1　知识体、知识元的概念分析

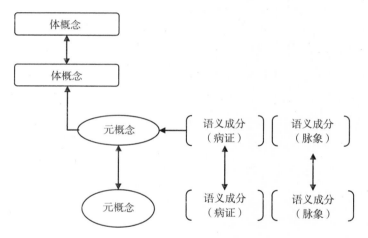

图 3 - 2　知识体、知识元的概念关联

3. 知识体之间的概念关联，主要是同一属性的知识体之间的关联。

4. 知识体与知识元之间的概念关联，主要是具有上下级关系的知识元与知识体之间的关联。它们在结构上存在着上层结构与下层结构的关系，在概念上存在涵盖关系，即知识元的概念可以承袭其直接上层知识体的概念。

二、以语义关联为核心的知识语义网络

本体论的观点认为，概念及概念之间的相互关系，是人类知识的表述方式，而概念的分类是人类组织知识的方法。该理论体系力图将蕴含于古籍中的中医知识抽象为由各种语义成分相互关联形成的语义网络。（图3-3）

语义成分是构成知识元的基本要素，是知识元中完备表达单一概念的词、词组或短语，在知识元中具有不可分割性。

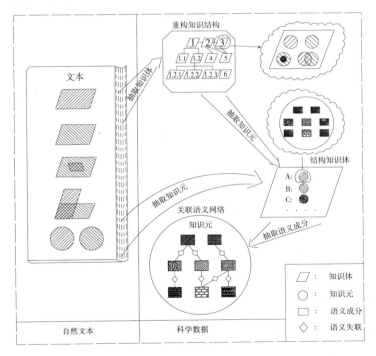

图3-3　基于知识元的中医古籍计算机知识表示方法理论体系全图

1. **语义类型**　知识系统是由知识元构成的，知识元是由语义成分构成的。知识系统中的语义成分可以按照共有属性划分为抽象的类，称之为"语义类型"，即通常意义上所谓的概念。

2. **语义关系**　单独的语义成分往往不能表示完整的知识，语义成分的相互关联是知识表达的关键。语义成分之间关联的含义，称之为"语义关系"。

三、知识元链接理论

（一）知识系统进化表达式

知识元的链接是知识系统不断扩充、发展完善的基础。《知识元挖掘》[1]一书中，将知识系统的进化过程描述为知识元，信息导航的转换过程概括为以下公式：

$$K(S) + N[K(E) + K(S)] = K[S + \Delta S]$$

上式中：K（S）表示知识系统，K（E）表示知识元，N表示信息导航链接。

上式的特点是：突出了知识元的独立性、信息导航的链接性和知识系统的完善性。强调知识系统是一个比较完整的认知结构，知识系统的构成主要是由信息对独立的知识元的导航而形成的。知识的产生是由于知识元导入知识系统，知识系统中增加了新的知识元，合并了原有的知识元和修改了原有的知识元的过程。这一概念可用图3-4表示。

---

〔1〕　温有奎，等. 知识元挖掘［M］. 西安：西安电子科技大学出版社，2005：148－149.

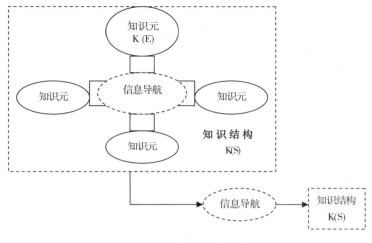

图3-4 知识元链接示意图

知识是具有延续性的，一旦产生便可代代相传。严器之云："夫前圣有作，后必有继而述之者，则其教乃得著于世矣。"以中医本草类著作的发展为例，从《神农本草经》《本草经集注》到《新修本草》《证类本草》，再到集大成的《本草纲目》，本草著作"层累式"的知识构架就是知识系统进化留下的"印迹"。如载药量的增加反映了本草学知识体系中新的知识体的引入；《新修本草》中本草图的引入，反映了本草学知识体系的不断完善；《本草纲目》中附方的出现，是本草学知识体系与方剂学知识体系链接的明证。

（二）知识元链接理论的意义

知识元的独立性和信息导航的链接性为文本知识挖掘提供了一种理论探索。正是知识元的独立性和信息导航的逻辑链接性，使人类认知结构不断地完善和进化。知识元链接理论框架对开展知识服务提供了方向。

上文中所说的"知识系统"即是我们前文所讨论的"知识体","信息导航链接"即是我们下文要讨论的中医古籍知识之间的关联。

第四章 中医古籍知识分类的理论与方法

一、中医古代文献分类发展概况

中国古代中医文献的主要载体是图书。大体可以分为四类：一是经书、专著和对经书、专著进行注释析义的书籍；二是据经书、专著生成的临床各科的文献；三是史志中所载的医药记事；四是散见于历代诸子著作中的单篇论文。因为中医典籍历史悠久，著述分散，数量庞大，汗牛充栋，所以中医文献的分类工作也有着悠长的历史。[1]

据文字记载，西汉成帝时期产生了我国第一部综合性的分类目录——《七略》。《七略》的产生是以当时繁荣的经济、发达的文化和官府丰富的藏书为背景的，又是以官方第一次大规模全面系统地进行图书整理和编目活动为其条件的，同时也是刘向父子总结、吸取和发展了前人有关学术分类与图书文献经验的结果。在此之前，讨论学术分类的著述已有《庄子·天下篇》《荀子·非十二子》以及杨仆的《兵录》

---

〔1〕 兰杰，等.中国古代中医文献分类发展概况［J］.内蒙古电大学刊，2006（6）：45，47.

等，而《七略》则是最早的图书分类法，它从理论和实践上第一次解决了群书类分的问题，并创立了七分法的分类体系。

《七略》之中，"辑略"是全书的总论和叙例，其余"六略"才是具体目录，所以实际上是一种六分法。它把当时所见之书分为六个大类，即六艺、诸子、诗赋、兵书、数术、方技。每一大略就是一大类，共有六个大类，三十八个小类。其中"方技略"就是有关医药方面的文献著述，其下列有医经、经方、方中、神仙。每类之后均有小序，小序又可视为类分图书文献的说明。医学书籍虽然集中归属于"方技略"中，但在其他各类图书中，也有与医学有关的书籍和内容。譬如在"六艺略"中的易、诗、礼，"诸子略"中的道家、阴阳家，"数术略"中的天文、五行等类书籍，以及诗赋、阴阳、农家等典籍中，也有一些有关医药的记载。而"方技略"中的房中、神仙两家，又不完全是医学著述。限于当时医学文献的范畴、内容以及条件等方面的限制，医学文献的分类还只是一种初步的尝试。但"方技"之学仍然能够在《七略》中占有一席之地，单独列类，也充分说明了中医文献在我国传统图书分类中的重要地位。《七略》为我国中医文献的分类开创了先例，对以后中医文献分类也产生了深远的影响。

东汉班固直接删取《七略》之要，"以备篇籍"，增设了一篇《艺文志》，即《汉书·艺文志》，开创了史志目录的先河。其中"方技略"的"医经类"重点论述医学理论书籍，"经方类"主要阐述了包括方书，本草，内、外、妇、儿各科及"食禁"在内的各类医书。至于"房中""神仙"两类，虽然封建迷信的色彩较浓，但也掺杂了不少的医学内容和涉及一些医药方面的资料。这种分类法一直沿用到隋唐时期，其间，刘宋时王俭的《七志》和梁代阮孝绪的《七录》都是仿照这种体例来加以分类的。

随着知识的丰富、典籍的发展，人们对社会和自然界的认识逐渐深化。魏晋到隋唐时期，是中国医学从理论到临床各科承上启下全面发展的重要阶段。这一时期医学文献内容丰富，题材广泛，历代学者对医学文献分类方法也有所修订和扩充。从魏晋南北朝荀勖的《中经新簿》"甲、乙、丙、丁"（医书属于乙部）四部分类法的出现，至唐代魏征等修《隋书》时，在《经籍志》中，以"经、史、子、集"代替"甲、乙、丙、丁"分类四部的名目，每部之中又分为若干类（共四十类）。"经、史、子、集"的四部分类法遂由此正式建立，成为以后历代官修、史志和私家书目分类的依据，由唐至清，沿用流行达一千余年，影响最大。

《隋书·经籍志》将医书归于子部医家类，没有进一步分类。直到《旧唐书·经籍志》开始将医书分为七大类：明堂经脉、医术本草、养生、病源、单方、食经、杂经方、类家方。《旧唐书·经籍志》将"医经类"改为"明堂经脉"类，包括《内经》《难经》《脉经》以及针灸著作；将"经方类"扩充为"医术本草""杂经方""食经"三类；另外，补充了"养生""病源、单方"类，取消了"房中""神仙"两类。这种分类法较之《汉书·艺文志》对于中医文献的分类法，已经有了较大的进步。当医学文献的整理和出版达到空前规模的时候，1161 年，宋代著名史学家、目录学家郑樵提出了"求书之道有八论"，就是"即类以求，旁类以求，因地以求，因家以求，求之公，求之私，因人以求，因代以求"这八种方法。他首次论及分类编目的目的和意义，并且已经觉察到分编应该同时具有检索的功用。他在"类例既分、学术自明"的主张下，从当时图书文献的实际情况出发，不承袭旧法加以分类编目。郑樵编纂的《通志·艺文略》共分 12 大类，155 小类，284 目。他将中医文献细分为 26 类，即脉经、明堂、本草、本草音、本草图、本草用药、采药、炮炙、方书、单方、胡方、寒食散、病源、五脏、伤寒、脚气、岭南方、杂病、疮肿、眼药、口齿、妇人、小儿、食经、香熏、粉泽。郑氏这种将医书分作 26 类的方法，显然较前人有了很大的改进，特别是新增"胡方"（指国外医书的中文译本）、"岭南方"（指西南地区少数民族的医药书籍）。本草类书籍由于内容广泛，就使它更加专门化，分成了六类，临床各科也出现了不同的专科。由此可见，其类目的设置分类的专业化和细分程度，基本上体现了以内容学科为主、类例图书文献的原则。

明代焦竑《国史经籍志》根据《通志》的分类法，进一步将医书分类调整为 17 类，共 744 种。他将《通志》26 类中的"采药"和"炮炙"合为一类；将"本草""本草音""本草图"和"本草用药"合成一类；将"脉经""病源""五脏"合成一类，并改称为"经论"；同时取消"食经""香熏""粉泽"。他将《通志》26 类综合成 17 类，从而基本奠定了中医书籍的分类方法。在以后的目录书中，人们又去掉"寒食散"，大体上就与现代的中医药图书分类基本相似了。

到了 18 世纪日本学者编撰的《医籍考》《经籍访古志·补遗》《跻寿馆医籍备考》等，基本上都遵循了这一原则，只是在类目上进行了一些调整或删并。

公元 1819 年，日本人丹波元胤所撰《医籍考》收录我国清初以前医书 2876 种，分为九类：医经、本草、食治、藏象、诊法、明堂经脉、方论、史记、运气。1856 年日本人森立之等所撰写的《经籍访古志》分为 10 类，但如果将大部小类合并计算，仍与《国史经籍志》近似。

1936 年《国学图书馆目录》（江苏）将中医文献分为 22 大类，大类下又设小类，专科类，一类下就有 9 个二级类。1961 年中国中医研究院和北京图书馆联合编制的《全国中医图书联合目录》（简称《联目》）中收录了全国 59 家医学图书馆收藏的中医书目共 7661 种，在分类方法上也进一步扩充为三级式。1975 年北京医学院油印的《栖芬室杂书目录》（子部·医家类）一书，用的是二级分类，此分类法共有 24 大类，每类再分小类，尽管这些分类都增设了类目，扩充了细目等级，但仍然局限在传统的四部分类法的框架下，还遵循着图书立类的原则。

综上所述，可以看出中国古籍文献分类实际存在两个体系：从《七略》到《通志》一系，在整理书籍的同时梳理学术源流，其所分的类别也更接近所处时代的学术划分；而从魏晋开始到清代《四库全书》的四部分类是另一系，逐渐以整理书籍为主，越来越少关注学术源流，更注重分类目录的功能。

二、中医古籍的现代分类体系

现代科学的发展，人们对自然界认识逐步深入，科学内容日益复杂，逐渐分化出来众多学科，专业门类使科学或每一门学科形成树型结构和形态。这种树型结构和形态的发展，影响着文献内容和人们对文献需求的变化。这种情况构成了新型图书分类法的产生，如《中国人民大学图书馆图书分类法》（简称《人大法》）《中国科学院图书馆图书分类法》（简称《科图法》）和《中国图书馆分类法》（简称《中图法》）几经修订再版，冲破了传统的图书立法类分图书的原则。

现代对中医古籍文献的分类主要也体现在这三种分类法和《联目》的分类体系上。

1.《中图法》的"中国医学"类目体系　我国 1999 年的第四版《中图法》在"医药卫生"大类下设有"中国医学"类目，其类目大纲见表 4－1。[1]

表 4－1　中国医学类目大纲

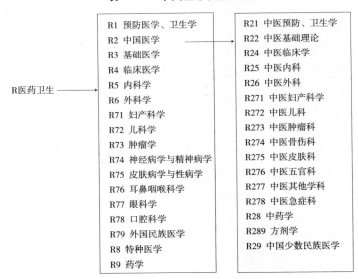

R 医药卫生
- R1 预防医学、卫生学
- R2 中国医学
- R3 基础医学
- R4 临床医学
- R5 内科学
- R6 外科学
- R71 妇产科学
- R72 儿科学
- R73 肿瘤学
- R74 神经病学与精神病学
- R75 皮肤病学与性病学
- R76 耳鼻咽喉科学
- R77 眼科学
- R78 口腔科学
- R79 外国民族医学
- R8 特种医学
- R9 药学

- R21 中医预防、卫生学
- R22 中医基础理论
- R24 中医临床学
- R25 中医内科
- R26 中医外科
- R271 中医妇产科学
- R272 中医儿科
- R273 中医肿瘤科
- R274 中医骨伤科
- R275 中医皮肤科
- R276 中医五官科
- R277 中医其他学科
- R278 中医急症科
- R28 中药学
- R289 方剂学
- R29 中国少数民族医学

〔1〕中国图书馆分类法编辑委员会. 中国图书馆分类法〔M〕. 第 4 版. 北京：北京图书馆出版社，1999：428－429.

2. 《**联目**》分类体系　　《联目》共收集全国 113 家图书馆提供的馆藏目录图书 12124 种（包括 1949 年以前出版的中医图书），其中收录现存中医古籍 7700 余种，医经类 180 余种，基础理论类 120 余种，伤寒金匮类 510 余种，诊法类 250 余种，针灸推拿类 290 余种，本草类 550 余种，方书类 1180 余种，临床各科类 2990 余种，养生类 140 余种，医案医话医论类 710 余种，医史类 100 余种，综合性著作 380 余种。《联目》是我国目前较完备的一部馆藏中医古籍分类目录，而且附有书名和作者的笔画、音序索引，因此是一本实用性较强的检索工具书。

《联目》将中医古籍分为 12 个大类，医经、基础理论、伤寒、金匮、诊法、针灸按摩、本草、方书、临证各科、养生、医案医话医论、医史、综合性著作。其中共设一级类目 12 个，二级类目 61 个，三级类目 86 个。《联目》是目前馆藏中医古籍普遍采用的分类方法，其具体分类体系见表4-2[1]：

表 4-2　《**联目**》分类体系表

医经		
	内经	
		本文
		注释
		类编与摘编
		发挥
	素问	

〔1〕中国中医研究院图书馆.全国中医图书联合目录［M］.北京：中医古籍出版社，1991：6-8.

		本文
		注释
		发挥
	灵枢	
		本文
		注释
		发挥
	难经	
		本文
		注释
		发挥
	内难合类	
基础理论		
	理论综合	
	阴阳五行、五运六气	
	藏象骨度	
	中医生理	
	病源病机	
	中医病理	
伤寒金匮		
	伤寒金匮合编	
		合刻合编
		注释发挥
		方论歌括
		杂著
	伤寒	
		本文
		别本

		注释
		发挥
		方论
		歌括图表
		杂著
	金匮	
		本文注释
		发挥
		方论
		歌括
诊法		
	诊法通论	
	脉诊	
		脉经
		脉诀
		诸家脉学
	望诊	
	舌诊	
	其他诊法	
针灸推拿		
	针灸通论	
	经络孔穴	
	针灸方法	
		针法
		灸法
		太乙神针
		子午流注
	针灸临床	

		针灸治疗
		针灸医案
	推拿按摩	
	外治法	
本草		
	本草经	
		本经辑本
		本经注释
	综合本草	
		唐五代以前本草
		宋元本草
		明本草
		清本草
		现代本草
		国外本草
	歌括便读	
	食疗本草	
		食疗
		救荒本草
		饮膳杂著
	单味药专类药研究	
	炮制	
	本草谱录	
	杂著	
方书		
	晋唐方书	
	宋元方书	
	明代方书	

	清代及近代方书	
		一般方书
		方剂汇编
		讲义
		歌括
		便读
		单方与验方
		本草附方
		成方药目
	国外方书	
临证各科		
	临证综合	
	温病	
		四时温病
		温疫
		疟痢
		腹胀霍乱
		鼠疫
	内科	
		内科通论
		风痨臌膈
		其他
	女科	
		妇产科通论
		产科
		广嗣
	儿科	
		儿科通论

		痘疹
		惊疳
	外科	
		外科通论
		外科专论
		皮肤病
		痔瘘
	伤科	
	眼科	
	咽喉口齿科	
		咽喉通论
		白喉
		喉痧
		口齿
养生		
	养生通论	
	导引、气功	
	炼丹	
医案医话医论		
	医案	
	医话医论	
	笔记杂录	
医史		
	通史	
	专史	
	传记	
		汇传
		先秦医家传

中医古籍知识组织理论与实践

		秦汉三国医家传
		唐宋元医家传
		明清及近代医家传
	史料	
	杂著	
综合性著作		
	医学通论	
	丛书、合刻文史丛书中的医学著作	
	工具书	
		辞典
		书目索引
		表谱

比较《中图法》和《联目》的分类体系，可以看出《中图法》是以学科分类为主，适宜于现代中医药文献的分类，而《联目》则兼顾中医古籍的学术地位、体裁特征等特点，更适合中医学术和中医古籍的特点，因此，现存中医古籍分类大多采用《联目》的方法。

三、中医古籍知识分类体系构建

分析中医古籍分类体系发展概况可以看到，无论是古代还是现代，中医古籍的分类体系都是着眼于文献本身，以文献分类为主，而基于文献单元的分类体系是不能将一部中医古籍包含的知识内容完全揭示出来的。因此，有必要考虑建立一个能深入到知识及知识的属性层次的古代中医药知识分类体系，以适应计算机环境下中医古籍的知识库建设。

（一）构建原则

1. 以知识分类为基础，以逻辑思维为方法，以中医古籍信息资源保障、用户需求和网络发展为依据，充分利用中医传统知识保护课题组有关传统知识分类的研究成果，建立中医古代文献知识分类体系。

2. 着眼网络环境下信息资源的特点，充分吸收和借鉴传统分类法的理论、技术和成果，实现传统分类法基于文献分类向知识单元分类的发展。在保持古代中医知识体系完整性的基础上，采用分面、复分等方式，充分利用计算机超文本链接和组配技术，以适应网络信息资源的组织和揭示。

3. 在类目的层级设置上，注意尽量减少层级（一般控制在4～5级），并对文献较多、检索频率较高的类目适当提高其列类等级，增强分类法的易用性和直观性。

4. 电子化为分类表类目的动态设置提供了便利，但考虑用户习惯和方便使用，应避免类目的设置朝令夕改。因此，在类目的设置上，要充分考虑中医古籍知识领域的方方面面，保证一、二级类目具有一定的稳定性，并在类目设置和编排上要预留足够的空间，以便不断增加新的类目，且不会对原有类目的设置产生太大影响和变动。

统筹上述的构建原则，最终确定如下的中医古代文献分类表构建指导思想：大类的设置要根据学科，以体现学科知识的完整性；小类的设置要面向主题；细分类目的设置要考虑目前现有的文献数量和未来几年内研究的热点。

（二）构建方法

根据以上中医古籍分类表构建基本原则和思路，拟采用如下方法构建：

1. 在总体框架上，采用中医知识等级列举式分类法，同时部分采用分面分类的思想，进行多元划分、多重列类，满足用户从多个角度揭示信息内容、多个角度检索信息的需求。

2. 在大类的设置上，采取以主题为主、主题与学科相结合，使分类表在具有直接性的同时增加包容性。大类的数量控制在十个左右，类目深度控制在四级。

3. 考虑到地域和时代是中医古籍文献研究的两个重要坐标，因此，在类目细分过程中，一方面按照主题细分，另一方面可适当按照地域和时代这两个组面再进行细分。

4. 在同位类的排列上，在多重列类的情况下，按照先主题、再地域、再时代的次序排列，同一类型下的同位类则按照关注程度排列。

5. 类目名称要尽可能反映类目的内涵和外延，用户通过类名就可以基本了解本类的内容范围。因此，类名要尽量准确、通用、精炼。准确，就是通过字面能准确揭示该类包含的内容，减少用户的猜测；通用，即尽量使用通用的中医古籍文献领域内的术语词汇作为类名；精炼，是指在准确表达类目含义的前提下尽可能做到简洁明了，保持与《中医药学主题词表》的兼容性。

6. 标记方式上，在提供给用户浏览的界面上，直接采用树状结构显示类目层次结构和类目名称；而在分类表后台数据库中，为每一个类目按照层累制进行编号，以便上下位类扩展检索的控制。

（三）构建过程

分类表的构建多采用两种模式：一是从学科领域角度，按知识分类标准，采取由上而下（Top - Down）方式建立；另一是大量分析文献的主题，采取由下而上（Bottom - Up）方式建立。单独采用其中任何一种模式都可能存在弊端。前者可以全面考虑学科领域的内容，但可能与实际文献状况相偏离；后者则有个适用周期的问题，所制定出来的体系，可能仅仅适合过去和目前这一时段的信息组织。因此，必须采取两种模式并进的方法：一方面以既定的知识分类体系为基础，调整其大类、中类的设置，建立全面、完整的分类体系；另一方面通过对古代中医药文献的主题分析，根据实际情况安排细分类目。

1. **大类的设置** 大类是分类法的基本构架，即知识领域结构，这是知识高度凝练的结果，起着提纲挈领、知识划分起点与检索初始入口的作用。

中医药传统知识保护课题组研究认为，中医药传统知识是由一个一个的知识单位构成的，这些知识单位是构成一类知识的最小单元。中医药传统知识中同类知识单位聚合在一起，就形成一类知识。各类知识聚合，形成中医药知识体系。根据同类相聚、异类相从的原则，这种基于知识的分类实际上是中医药传统知识的客观归类，是针对中医药自身知识的分类。[1]

表4-3　现有中医药主要分类体系大类类目设置对照表

中图法	中医联目	中医药语言系统	中医药学主题词表
R1 预防医学、卫生学	医经	中医基础理论	TA 中医解剖学
R2 中国医学	基础理论	中医学说与相关学科	TB 药用动植物学
R3 基础医学	伤寒金匮	病因病机与诊断	TC 中医病证
R4 临床医学	诊法	疾病	TD 中药和方剂
R5 内科学	针灸推拿	治则治法	TE 中医诊断治疗
R6 外科学	本草	中药学	技术和设备
R71 妇产科学	方书	方剂学	TF 中医精神疾病
R72 儿科学	临证各科	中药化学	和心理学
R73 肿瘤学	养生	药用动植物学	TG 生物科学
R74 神经病学与精神	医案医话医	预防与养生学	TH 自然科学
病学	论	针灸学	TI 教育
R75 皮肤病学与性病	医史	人文科学	TK 人文科学
学	综合性著作	医学信息学与文献学	TL 信息科学
R76 耳鼻咽喉科学		自然科学与物理科学	TM 各种人和各
R77 眼科学		卫生医疗机构管理	种职业名称
R78 口腔科学		地理学	TN 保健
R79 外国民族医学			TZ 地理名称
R8 特种医学			
R9 药学			

知识分类是对中医药的基本知识单元的分类，既不受图书、学科等分类方法的限制，也不是对中医药文献中涉及的其他知识如哲学、历史、天文、兵学、农学知识等进行全面分类。也就是说，中医药自身拥有的知识和其运用与借鉴其他领域的知识是不同的，中医药传统知识分类是针对中医药自身知识的分类。

表4-3列出了这几个分类体系的大类类目设置，为进行对照，类目次序与作者原有次序有所改变。

---

　　[1]　柳长华，等. 中医传统知识保护研究报告［R］. 北京：中国中医研究院，2005：49-50.

通过对现有中医药分类体系的对比研究并结合传统知识保护课题组的知识分类成果，我们可以看出，无论从学科角度还是从知识单元聚类出发，中医药传统知识自身基本都可由生命、养生、疾病、诊法、疗法、药物、方剂、针灸几部分涵盖，其他的则是中医药两千多年发展过程中涉及的哲学、史学、天文、地理等相关知识。由于用知识聚类的方法可深入到知识元，符合计算机环境下知识库的建设需求，因此本分类体系从知识分类的角度出发，设置了九个大类。

（1）生命知识　是中国古代的医学家在长期的医疗活动中对生命的发生、生长、形体、组织器官、功能与精神活动等生命现象的认识。主要包括形体、精神、脏腑、经络、形体部位知识等。

（2）养生知识　是关于养生、保健、防病、延寿等方面的知识。主要包括饮食养生、药物养生、四时养生、起居养生、导引养生等知识。就中医药传统知识而言，养生是指运用中医学脏腑、经络、气血等知识，采用饮食、药物、导引、按摩等方法，以保养身心健康，防病延年增寿。

（3）疾病知识　是中医学关于疾病发生、发展、转归、临床表现及治疗等方面的知识。包括内科病、外科病、妇人病、小儿病、五官病等知识。

（4）诊断知识　是对疾病状态下的人体所表现出的征象进行获取、推理、判断所形成的一类知识。包括神态、形态、物态、自觉态、舌象、脉象等知识。

（5）疗法知识　是关于疾病治疗方法的知识。包括药物疗法、针灸疗法、正骨疗法、推拿疗法、手术疗法、刮痧疗法等。

中医疗法具有多样性特点，而且各自具有不同的起源。如药物疗法与针灸疗法是相对独立的、理论相对完善的疗法，故独立列为一类。

（6）针灸知识　是关于针刺、艾灸治疗疾病方法的知识，属于疗法范畴，因具有相对独立的理论与方法，故单列一类。主要包括针具、灸具、针法、灸法、针方、灸方等知识。

（7）方剂知识　是关于方剂的名称、组成、用法、主治、加减、应用等的知识。方剂是在中医理论与治法指导下使用药物治疗疾病而形成的，经历了从简单到复杂的过程，并成为中医治疗的主要方法。构成方剂知识的要素主要有：方名、异名、释名、来源、组成、制法、用法、功用、主治、宜忌、方解、应用（改变制法、改变用量、加减、合方、衍化方、扩大治疗范围、医案）等。

（8）药物知识　是关于药物的名称、品种、产地、性味、归经、功用、主治、应用等知识。包括矿物药、植物药、动物药知识。药物是构成方剂的基本要素，药物组成方剂后才能发挥治疗作用。

（9）相关知识　是指在中医药长达两千多年的时间跨度中，涉及的与中医药相关的哲学、史学、农学、教育学、宗教、音乐、艺术、天文、地理等其他领域的知识。

2. 细目的划分　中医古籍分类表细分类目的划分，主要参照历代中医药古代工具书的书体结构以及《中图法》和《联目》中关于中医古籍的分类细目，收集相关的中医古籍文献主题，通过专家对主题的分析、收集，判断其归属和层次划分，最终确定这些主题之间的等级关系，从而形成中医古籍分类体系的详细类目表。

该分类表基本囊括了中医古籍的主题知识，可以用于网络环境下中医古籍文献资源的分类组织和叙词表的构建。但也有极个别的主题，存在无法明确归类的问题。对于这个问题，可根据该主题文献数量，采取两种方案。文献数量相对较多的，则增设一个类目，文献数量极少的，独立一类不能满足文献保障原则，故采取上位标引，即将其归入其上位类目中。

应该指出的是，中医古籍专业知识分类表的建立不是一蹴而就的事情，而是一个长期认识、增补、完善的过程。由于中医古籍知识库目前收录的中医古籍文献的数量有限，必然会造成分类表不完备和部分类目设立不规范的问题，在今后的应用过程中，需要不断改进和完善。

四、中医古籍概念关系构建

概念体系指的是根据概念间关系建立起来的结构化的概念集合，其中每个概念在该体系中都占据一个（实践中也可能有几个）确切的位置，并且按一定原则排序形成一整套的术语系统。中医作为历史悠久、内涵丰富的一门科学，自然也具有其完整的概念体系。

然而，中医是在实践的基础上逐渐形成的理论，它的概念体系同西方医学相比，有许多特殊点。比如中医是从整体观和朴素的系统论出发，认为"人"不是一个孤立的密闭系统，人与自然环境相统一，自然界的一切变化都会在人的生理活动、病理变化中得到反应。同时，人体又是一个有机的统一整体，人的五脏六腑都不是独立存在的结构单位，而是通过经络、气血运行相互组织、联系在一起的功能系统。此外，中医应用综合归纳的方法，形成了一套特有的辨证论治的诊疗原则。再有，中医在漫长的临床实践经验中，总结出了中药、针灸、推拿、导引等形式多样而效果可靠的治疗手段，特别是对中草药的运用，更是形成了严格的组方、制剂理论系统。正由于中医概念体系的特殊性，导致其包含的概念数量大而关系复杂，因此有必要从中医古籍中抽取属于中医自身的概念间关系。[1]

中医古籍叙词表概念关系的构建是在借鉴一般叙词表通用的概念逻辑关系和中医药一体化语言系统（TCMLS）的54种语义关系[2]的基础上，通过对中医古籍知识库中的知识元、元数据属性间关系[3]的分析，结合本体构建概念关系的要求，对叙词表原有的词间关系进行了改造，提炼出的中医古籍叙词表类与类、类与子类、类与实例、实例与实例之间的各种内在联系。

（一）等级关系

等级关系是指不同专指度的上位概念与下位概念之间的

〔1〕蒋小贝.试论中医概念体系的分类方法〔J〕.中医药信息，2005，22（2）：1-2.

〔2〕贾李蓉.中医药语言系统语义关系初探〔J〕.中医药发展与人类健康，2005（11）：180-183.

〔3〕王凤兰.中医古籍解析标引规范.中医古籍整理与数字化研究方法培训资料.北京，2005.

关系，又称属分关系、族系关系。是以上位概念与下位概念的程度或水平为基础的，上位概念表示类称或整体，下位概念表示成员或部分，可分为 3 类。

1. 上下位关系　例如：

方剂——

　　方剂临床知识——

　　妇科疾病方——

　　求子方——

　　　紫石门冬丸

2. 整体与部分关系　如目为五官的一个部分。

3. 实例关系　是类与实例之间的关系，例如：紫石门冬丸是求子方的一个实例。

等级关系适用于中医古籍叙词表体系中的任何一个概念与其上下位间的关系。

（二）等同关系

等同关系包括同一概念的不同命名：异名、别名、俗称、不同书写形式，及等同义、准同义词。

例如：三石泽兰丸，异名石斛泽兰丸。

等同关系也适用于中医古籍叙词表中的任何一个概念。

（三）相关关系

相关关系指的是同级类（概念）之间、实例与实例之间的关系，反映了事物间固有的内在联系，概念间存在丰富的语义关系。国际标准（ISO 2788 - 1974）用排除法定义叙词表中的相关关系，如果两个叙词之间存在着密切的关联、提示及联想关系，它们既非等同关系，又非等级关系，那么它们就构成相关关系[1]。由于相关关系不足以反映中医古籍概念词间的复杂语义关联，本研究首先对中医古籍知识库中的知识元、元数据概念关系间的显性语义关系进行了抽取。

1. 中医古籍叙词表概念间相关关系的抽取

（1）类与类间的关系　将代表中医药传统知识的八大类目逐一进行分析、比较，可抽取出的类与类之间的显性关系有如下几种。

①……的基础：例如，生命知识是疾病、方剂、诊法、针灸等知识的理论基础。

②……的方法：例如，疗法是治疗疾病的方法，诊法是诊断疾病的方法。

③……的依据：例如，诊断是治疗的依据，诊断是用方的依据。

④治疗：例如，方剂治疗疾病，药物治疗疾病，针灸治疗疾病。

⑤由……组成：例如，方由药组成。

⑥预防：例如，养生预防疾病。

（2）子类与子类、实例与实例间的关系　例如：药的实例之间就有相须、相使、相畏、相杀、相恶、相反等多种关系。

---

〔1〕　张琪玉，侯汉清. 情报检索语言实用教程 ［M］. 武汉：武汉大学出版社，2004：134.

（3）类与属性间的关系

1）药物类与属性之间的关系可抽取为：①归……经：指药物的归经。如通草归肺经。②……的特性：指药物的功用、性味。如：肉桂性味辛甘，功效温肾壮阳，温中祛寒。③……的方法：指药物的采收、加工、炮制、贮藏、用法。④……的用量：指药物的用量。⑤出产：指药物的产地。⑥治疗：指药物的主治。⑦禁（忌）……：指药物的禁忌。

2）方剂类与属性之间的关系可抽取为：①由……组成：指方剂的组成。②……的特性：指方剂的功用。③……的方法：指方剂的制法、用法、服法。④治疗。⑤加减。⑥禁忌。⑦临证应用。

3）疾病类与属性之间的关系可抽取为：①产生……现象：证候表现、舌象、脉象。②位于……：病位。③……的特性：病性。④起……原因：病因。⑤发生……的机理：病机。⑥治疗……的原则：治则。⑦治疗……的方法：治法。⑧……的发展：预后。

4）针灸类中的腧穴与属性之间的关系可抽取为：①位于……：腧穴定位。②归……经：腧穴归经。③治疗：腧穴主治。④……的特性：腧穴功用。⑤禁（忌）……：腧穴禁忌。⑥……的方法：腧穴刺法、灸法。⑦时间上相关：取穴时间。⑧临证应用。

2. 中医古籍叙词表概念间相关关系归并 通过对上述概念间关系的分析、抽取，本研究在借鉴一般通用的概念关系的基础上，结合中医药一体化语言的 54 种语义关系，将中医古籍叙词表概念间相关关系归并为以下几类。

（1）交叉关系　是有且只有部分内涵相同的两个概念间的关系。由于交叉关系比较复杂，并不是所有的交叉关系在网络本体语言中都能得到表达。但是，如果两个概念可以产生一个交叉概念，则能得到定义。如：药物知识与养生知识之间存在交叉关系。

（2）并列关系　是处于同一级类目的两个概念之间的关系。如：妇科病与儿科病、补气方与补血方。

（3）排斥关系　如果概念 A 包含概念 B、概念 C，表达的含义指除去 B 以外概念 A 的所有部分，这时概念 C 与概念 A 和概念 B 之间的关系就是排斥关系。如：中药间的相反关系。乌头反贝母。

（4）因果关系　如果一个概念的发生导致另一个概念的产生，则这两个概念之间存在因果关系。如引起……原因：气滞导致血瘀。

（5）动作关系　指两个概念之间存在的相互作用的关系，是概念间关系中比较特殊的一类关系。包括治疗、预防、禁忌、产生……现象、加减、诊断、归……经、具有……的特性、是……的基础、是……的依据、用……的方法、主……等。

（6）时间关系　是指事件发生的先后或者指时间概念的先后关系。时间关系可分为三类，前关系、后关系或连贯关系。包括与……同时发生：外感表证初起，恶寒发热同时并见。先于……发生：眩晕先于中风发生。

（7）空间关系　是指事物之间的位置关系。空间关系有很多种，如地理位置等关系。包括：①位于……：足三里位于膝下三寸。列缺去腕上一寸五分。心下膈上之部，古称肓。

②与……相邻：肝与胆相邻。③与……相表里：心与小肠相表里。

综上所述，古代中医药知识是一个有着千丝万缕联系的整体，每类知识之间通过概念术语联系成为一个复杂的语义网络结构，而概念间语义关系是搭建这个网络结构的桥梁与支柱。

第五章　中医古籍元数据的设计

元数据是"关于数据的数据"或"关于数据的结构化数据"，元数据的应用，为网络信息资源的有序组织、适度控制和高效检索利用，提供了便利的条件。

中医药古代文献是一个巨大的知识系统，知识元是构成这一知识系统的基元。基于知识元的中医古籍知识计算机知识表示方法理论的提出，使我们对中医古籍知识的控制能力延伸到知识的层面。为了使计算机能够高效地存取和管理这一知识系统，为了满足用户不同的检索需求，中医古籍知识库建设要求对古籍文献信息进行多层次、多角度的组织和揭示。

中医古籍文献的数字化加工，分为知识解析和知识标引两个步骤。知识解析就是知识单元的切分；知识标引就是从知识单元中提取能够概括表达知识元或知识体核心内容的概念作为标引词。这些标引词，主要由反映中医古籍内部知识单元主题概念的术语构成，是提供给计算机来存取和管理数据的数据。但目前由于缺乏统一的规范，常出现标引概念的提取及概念用语使用上的不一致，这给计算机的数据处理、标引者标引及用户检索都带来了困难。针对这个问题，数字化研究团队引入了元数据理论，制定了系统的中医古籍元数据规范。这是规范古籍解析标引以及知识库的知识管理，实现数据库大规模模型共享与重用、知识获取与知识挖掘必不可缺的工作。

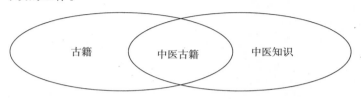

图 5 - 1　中医古籍知识

中医古籍承载着中医知识，又具有古籍载体形式（图 5 - 1）。一方面，作为古籍，它具备一般古籍的物理形态和古籍一般的结构体例；另一方面，"医籍，载医道之文也"[1]，它所承载的是中医学的专业知识。基于此，我们制定了两大类型的中医古籍元数据：中医古籍元数据和中医语义元数据。中医古籍元数据用于古籍外部特征的描述与管理，中医语义元数据用于中医知识单元内容特征的描述。

中医古籍元数据的架构是在医药卫生科学数据共享元数据的基础上，结合中医古籍领域的资源特点而提出的。

一、中医古籍元数据的架构模式

根据中医古籍元数据的作用分解为三个层次：中医古籍书目元数据、书体结构元数据、知识描述元数据。

〔1〕 张灿玾．中医古籍文献学［M］．北京：人民卫生出版社，1998：579．

第一层次为古籍书目元数据，主要用于对中医古籍文献的文献单元数据集信息进行宏观描述。

第二层次为古籍书体结构元数据，主要用于中医古籍文献的篇章标题描述，为古籍内部的知识单元提供出处信息标示，以便知识单元的定位管理。

第三层次为知识描述元数据，主要用于中医古籍文献的知识单元主题描述，为知识定位、管理、存取提供便利。

二、中医古籍元数据内容框架

本标准框架的建立，遵循医药卫生领域科学数据共享元数据标准框架。参考了北京大学数字图书馆《中文元数据标准框架》。（图 5-2）

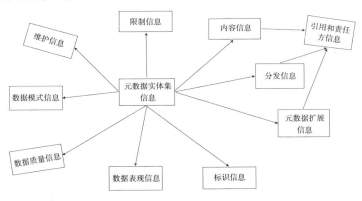

图 5-2　元数据内容框架

三、元数据子集说明

1. **标识信息**　包含唯一标识数据集的信息，内容包括资源的引用、数据集摘要、目的、可信度、状态和联系办法等信息。标识实体是必选的。

2. **内容信息**　提供数据内容特征的描述信息。内容信息实体是必选的。

3. **分发信息**　包含数据集分发格式信息、分发者信息以及用户获取数据集的途径。分发信息实体是可选的。

4. **数据质量信息**　包含数据集的数据质量信息。数据质量信息实体是可选的。

5. **数据表现信息**　是数据集信息的表现形式，例如医学影像表示、疾病三间分布表示等。数据表现信息实体是可选的。

6. **扩展信息**　是医药卫生领域在《科学数据共享元数据内容》标准中公共元数据之外扩展的元数据内容的描述。扩展信息实体是必选的。

7. **数据模式信息**　包含有关数据集物理模式的信息。数据模式信息实体是可选的。

8. **限制信息**　包含访问和使用元数据或数据集的限制信息。限制信息实体是可选的。

9. **维护信息**　包含有关元数据或数据集的更新频率及更新范围的信息。

第六章　中医古籍的著录方式
与古籍书目元数据

目录是目和录的合称。目指篇名或书名（篇名也称细名或小名，书名也称总名或大名）。录是对目的说明和编次，也称序录或书录，它可以作为包括目在内的简称。把篇名（或书名）与说明编次在一起就是目录[1]。

清人王鸣盛《十七史商榷》卷一云："目录之学，第一紧要事，必从此问途，方能得其门而入。"目录的功用，除为校雠学家所注重外，亦应当为学者及读者所必知。特所谓"剖判条源，甄明科部"，非目录而莫为。又所谓"将使书千帙于掌眸，披万函于年祀，览录而知旨，观目而悉词"。总之，目录起着揭示和报道文献与指导阅读的作用。

清人耿文光《万卷精华楼藏书记》自序有云："夫书，有内有外，有内之内，外之外，皆癖之者所当知也。曰栏，曰口，曰象鼻，曰鱼尾，曰某钞、某刻，曰某印、某题，此外之外也；曰序，曰跋，曰篇，曰卷，曰某撰、某注，曰某音、某

---

[1] 来新夏. 古籍整理讲义 [M]. 厦门：鹭江出版社，2003：18.

校，此外之内也；分章，断句，辨字义，正音读，此内之外也；立著作之体，蕴精微之义，探赜索隐，钩深致远，此内之内也。"此见对书的外形和内涵的认识，诚可谓明晰。作为书目的著录内容，亦可谓全面。此外，余嘉锡先生在《目录学发微》中谈到："然自宋代以后目录书中尚有记版本、录序跋者，用意甚善，为著目录书者所当采用。"[1]以上大致概括了目录学的研究范畴，囊括了目录所要著录的内容。

目录学实质上是一门文献管理科学。数字化技术条件下，为这种管理方式提供了更高效的平台，从而为基于古籍的知识获取提供了更有效的途径。为此，北京大学图书馆在 DC 核心元数据的基础上，制定了针对于古籍资源描述的《中文元数据标准框架方案》。《中医古籍书目元数据标准》由以上标准发展而来，在其基础上进行了适当调整和修改，既保证了通用性，又体现了中医古籍的自身特点。

依据《中医古籍书目元数据标准》，中医古籍书目元数据有 18 个元素。

核心元素	题名、主要责任者、其他责任者、出版者、主题、附注说明、相关资源、时空范围、语种、资源类型、权限、日期、标识符。
古籍核心元素	版本类别、载体形态、收藏历史、馆藏信息。
中医核心元素	中医文献分类

下面对这 18 个元素及其在著录系统中的设计分别予以介绍。

[1] 余嘉锡. 目录学发微 [M]. 北京：中国人民大学出版社，2004：3.

1. 题名

元数据名称	题名
标签	title
定义	赋予资源的名称
注释	此项著录古籍的各种题名。
元素修饰词	①正题名；②卷数；③并列题名；④函套题名；⑤书衣题名；⑥扉页题名；⑦卷端题名；⑧版心题名；⑨目录题名；⑩其他题名；⑪别名。
规范档	正题名：此项著录规范书名，受控词表为《中国医籍大辞典》。

著录细则：

（1）正题名：此项著录规范书名，受控词表：《中国医籍大辞典》。此项内容为必选。

（2）并列题名、函套题名、书衣题名、扉页题名、卷端题名、版心题名、目录题名、其他题名，依原题著录该部古籍不同题名位置上的题名。

（3）别名：此项著录目录学专书中关于该部古籍其他题名的记载。

2. 主要责任者

元数据名称	主要责任者
标签	creator
定义	对创建资源的内容负主要责任的实体。
注释	此项著录主要责任者名称、国别、所处时代以及责任方式。
元素修饰词	①姓名；②字；③号；④尊称；⑤谥号；⑥官职；⑦国别；⑧时代；⑨里籍；⑩责任方式。
规范档	

著录细则：

（1）姓名、字、号、尊称、谥号、官职，著录主要责任者名称。

（2）国别：此项著录内容从备选值（中国、日本、韩国、越南）中选取，允许编目员添加新的国别。此项默认值为"中国"。

（3）时代：此项依原题著录主要责任者所处的朝代以及生卒等。通过工具软件的辅助，实现各种纪年方式之间的转化。

（4）里籍：此项依原题著录主要责任者的籍贯以及主要活动地域等。通过工具软件的辅助，实现古今地名之间的转化以及异名之间的对照。

（5）责任方式：此项一般依原题著录。原书未题责任方式时，可参照以下方式选择著录：撰著、纂、修、注、辑注、校注、编注、图注、集注、编、辑、译、绘、书、篆刻。

3. 其他责任者

元数据名称	其他责任者
标签	contributor
定义	对资源内容的创建有贡献的实体
注释	此项著录其他责任者名称、国别、所处时代以及责任方式。
元素修饰词	①姓名；②字；③号；④尊称；⑤谥号；⑥官职；⑦国别；⑧时代；⑨里籍；⑩责任方式。
规范档	

著录细则：

（1）姓名、字、号、尊称、谥号、官职，著录其他责任者名称。

（2）国别：此项著录内容从备选值（中国、日本、韩国、越南）中选取，允许编目员添加新的国别。此项默认值为"中国"。

（3）时代：此项依原题著录其他责任者所处的朝代以及生卒等。通过工具软件的辅助，实现各种纪年方式之间的转化。

（4）里籍：此项依原题著录其他责任者的籍贯以及主要活动地域等。通过工具软件的辅助，实现古今地名之间的转化以及异名之间的对照。

（5）责任方式：此项一般依原题著录。原书未题责任方式时，可参照以下方式选择著录：修、纂修、编、辑、译、校勘、校点、校订、校注、注、评注、辑注、编注、图注、集注、补注、语释、书、篆刻。

4. 出版者

元数据名称	出版者
标签	publisher
定义	对资源成为可以获得和利用负责任的实体
注释	此项著录古籍版本抄写刻印的时间、地点、责任者。如有增刻、修版、后印等情况，重复著录该项，并在责任方式中注明。
元素修饰词	①出版者名称；②责任方式；③出版时间；④出版地点。
规范档	

著录细则：

（1）出版者名称：此项依原题著录与出版相关的个人或

机构的名称。

（2）责任方式：此项一般依原题著录。原书未题责任方式时，可参照以下方式选择著录：抄写、雕版、出版、印刷、增刻、补刻、补版、修版。

（3）出版时间：此项依原题著录与出版相关的时间。通过工具软件的辅助，实现各种纪年方式之间的转化。

（4）出版地点：此项依原题著录与出版相关的地点。通过工具软件的辅助，实现古今地名之间的转化以及异名之间的对照。

5. 主题

元数据名称	主题
标签	subject
定义	有关资源内容的主题描述
注释	此项著录与古籍内容有关的受控主题词和四库类名。
元素修饰词	①主题词；②四库类名。
规范档	①主题词：受控词表为"中医古籍叙词表"。②四库类名：受控词表为《四部调整类目表》。此项默认值为"子部医家类"。

著录细则：

（1）主题词：受控词表："中医古籍叙词表"。

（2）四库类名：受控词表：《四部调整类目表》。此项默认值为："子部医家类"。

6. 附注说明

元数据名称	附注说明
标签	description
定义	对资源内容的描述

注释	此项著录古籍的内容形式各方面的注释说明。
元素修饰词	①内容提要；②点校说明；③附录；④目录。
规范档	

著录细则：

（1）附录：此项著录附在卷前或卷后的序、跋、表、凡例等内容。

（2）此项著录内容为长自由文本格式。

7. 相关资源

元数据名称	相关资源
标签	relation
定义	对相关资源的参照
注释	此项著录与该古籍相关的其他古籍的名称、标识符号以及相关方式。
元素修饰词	①相关资源名称；②相关资源标识符；③相关方式。
规范档	URL

著录细则：

（1）相关方式：此项著录内容从备选值（丛书、子目、合刻、合函、附录、附刻、引用书目、书目文献著录）中选取，允许编目员添加新的相关方式。

（2）此元素的著录实际上执行的是链接的操作。

8. 时空范围

元数据名称	时空范围
标签	coverage
定义	资源内容实际的外延和范围
注释	此项著录古籍内容涉及的时空范围。

元素修饰词	①时间项；②空间项。
规范档	

著录细则：

（1）时间项：此项依原题著录，通过工具软件的辅助，实现各种纪年方式之间的转化。

（2）空间项：此项依原题著录，通过工具软件的辅助，实现古今地名之间的转化以及异名之间的对照。

9. 语种

元数据名称	语种
标签	language
定义	资源内容的语种
注释	此项著录古籍内容的文字语种。
元素修饰词	
规范档	

著录细则：

（1）语种：此项著录内容从备选值（汉文、满文、藏文、蒙文、日文、韩文）中选取，允许编目员添加新的古籍语种。此项默认值为"汉文"。

（2）若古籍为多种语种构成，则重复该元素，按其主次顺序依次选择相关语种。

10. 资源类型

元数据名称	资源类型
标签	type
定义	有关资源内容的特征和类型

注释	在著录完成提交记录时，古籍著录系统自动填写此项为"古籍"。
元素修饰词	
规范档	此项著录为"古籍"。

11. 权限

元数据名称	权限
标签	rights
定义	有关资源的所有权及服务声明
注释	此项著录古籍本身及其所衍生的数字化资源所有的或被赋予的权限信息。
元素修饰词	①产权拥有者；②版权拥有者。
规范档	产权拥有者：此项默认值为"中国医史文献研究所"。

12. 日期

元数据名称	日期
标签	date
定义	与资源本身生命周期中的一个事件相关的日期
注释	此项著录古籍数字资源创建、修改、提交、发布的日期。
元素修饰词	①创建日期；②修改日期；③提交日期；④发布日期。
规范档	日期著录应符合 ISO 8601［W3CDTF］规范，采用 YYYY – MM – DD 的格式。

13. 标识符

元数据名称	标识符
标签	resource identifier
定义	古籍在一定体系下的唯一标识

注释	此项著录古籍标识符号。
元素修饰词	
规范档	中医古籍知识库系统编码规范

14. 版本类别

元数据名称	版本类别
标签	edition
定义	古籍版本类别
注释	此项著录古籍的版本类别以及对版印情况的补充说明。
元素修饰词	①刊刻机构；②刻印先后；③全残增损；④存佚善劣；⑤制版工艺；⑥写本种类；⑦颜色种类；⑧版式字体；⑨版本名称。
规范档	

著录细则：

（1）刊刻机构：此项著录内容从备选值（官刻本、私刻本、坊刻本）中选取，允许编目员添加新的刊刻机构。

（2）刻印先后：此项著录内容从备选值（初刻本、原刻本、重刻本、翻刻本、覆刻本、影刻本、修补本、增修本、重修本、递修本、三朝本、初印本、后印本）中选取，允许编目员添加新的刻印先后。

（3）全残增损：此项著录内容从备选值（全本、残本、修补本、百衲本）中选取，允许编目员添加新的全残增损。

（4）存佚善劣：此项著录内容从备选值（精刻本、通行本、孤本、副本、珍本、善本）中选取，允许编目员添加新的存佚善劣。

（5）制版工艺：此项著录内容从备选值（刻本、写刻本、活字本、套印本、饾版、拱花、拓本、钤印本、石印本、影印本）中选取，允许编目员添加新的制版工艺。

（6）写本种类：此项著录内容从备选值（写本、稿本、抄本、手绘本）中选取，允许编目员添加新的写本种类。

（7）颜色种类：此项著录内容从备选值（墨本、朱墨本、朱印本、蓝印本、多色本）中选取，允许编目员添加新的颜色种类。

（8）版式字体：此项著录内容从备选值（巾箱本、大字本、小字本、插图本）中选取，允许编目员添加新的版式字体。

（9）版本名称：此项著录目录学专书中关于该部古籍版本名称的记载。

15. 载体形态

元数据名称	载体形态
标签	physical description
定义	古籍载体形态
注释	此项著录古籍的装订方式、数量、图表、尺寸、行款版式、附件等物理形态。
元素修饰词	①装订方式；②数量；③书叶纵横；④边框纵横；⑤行款；⑥版框；⑦版心；⑧纸征；⑨墨色；⑩字体；⑪图表；⑫残缺。
规范档	

著录细则：

（1）装订方式：此项著录内容从备选值（线装、包背装、经折装、旋风装、蝴蝶装、卷轴装）中选取，允许编目员添加新的装订方式。此项默认值为"线装"。

（2）数量：此项著录该部古籍物理单位的数量。配有函套的书籍，册数与函数分别著录。数值采用阿拉伯数字格式，单位根据不同的装订方式，从备选值（册、卷、幅、函）中选取。允许编目员添加新的单位。

（3）书叶纵横：此项著录古籍每半叶的长度和宽度，采用纵长×横长的格式，单位"mm"。

（4）边框纵横：此项著录古籍每半叶边框的长度和宽度，采用纵长×横长的格式，单位"mm"。

（5）行款：此项著录每半叶正文的行数和每行字数，数值采用阿拉伯数字格式，其中大字数与小字数分别著录。

1）行数；

2）每行大字数；

3）每行小字数。

（6）版框：此项著录边框类型、颜色以及层楼、框外等。

1）边框类型：此项著录内容从备选值（单边、双边、四周双边、左右双边、花边、无框、脱框）中选取，允许编目员添加新的边框类型。

2）边框颜色：此项著录内容从备选值（乌丝栏、朱丝栏）中选取，允许编目员添加新的边框颜色。

3）层楼：此项著录内容从备选值（一层、二层、多层）中选取，允许编目员添加新的层楼。此项默认值为"一层"。

4）框外：此项著录框外有无提行、书耳、眉批、脚注等现象（有/无）。

（7）版心：此项著录版心中的黑白口和鱼尾等。

1）黑白口：此项著录版心象鼻内的黑白口。此项著录内容从备选值（大黑口、小黑口、白口）中选取，允许编目员添加新的黑白口。

2）鱼尾

①数量：此项著录内容从备选值（单鱼尾、双鱼尾、三鱼尾）中选取，允许编目员添加新的鱼尾数量。

②顺逆：此项著录内容从备选值（对鱼尾、顺鱼尾）中选取，允许编目员添加新的鱼尾顺逆。

③样式：此项著录内容从备选值（白鱼尾、黑鱼尾、线鱼尾、花鱼尾）中选取，允许编目员添加新的鱼尾样式。

（8）纸征：此项著录古籍的用纸情况。

（9）墨色：此项著录古籍的用墨情况。

（10）字体：此项著录古籍书写或雕版所采用的字体。

（11）图表：此项著录古籍中有无插图、图表等情况（有/无）。

（12）残缺：此项著录古籍残页、缺页的情况。

16. 收藏历史

元数据名称	收藏历史
标签	college history
定义	古籍的流传历史以及相关的内容
注释	此项著录古籍的收藏沿革、题跋印记、获得方式、购买价格等。
元素修饰词	①收藏沿革；②题跋印记；③获得方式；④购买价格。
规范档	

著录细则：

（1）收藏沿革：此项著录内容为长自由文本格式。

（2）题跋印记：此项著录内容为图像格式。

（3）获得方式：此项著录内容为长自由文本格式。

（4）购买价格：此项著录价格采用阿拉伯数字格式，单位"元"。

17. 馆藏信息

元数据名称	馆藏信息
标签	location
定义	有关资源的收藏地址、典藏号等。
注释	此项著录古籍的典藏号、馆藏地址等。
元素修饰词	①典藏号；②馆藏地址。
规范档	

著录细则：

同一版本的古籍在多家图书馆均有收藏可多次著录该项。

18. 中医文献分类

元数据名称	中医古籍分类
标签	
定义	目录学著作对中医文献的分类
注释	此项著录古籍在中医文献中的所属类别。
元素修饰词	①《中国中医古籍总目》分类；②《中国医籍考》分类。
规范档	

著录细则：

（1）《中国中医古籍总目》分类：此项著录内容从备选值（医经、基础理论、伤寒金匮、诊法、针灸推拿、本草、方书、临证各科、养生、医案医话医论、医史、综合性著作）中选取。

（2）《中国医籍考》分类：此项著录内容从备选值（医经、本草、食治、藏象、诊法、明堂经脉、方论、史传、运气）中选取。

第七章 中医古籍的知识结构与古籍知识内容元数据

一、书体结构元数据

书体结构指书籍的版面形式以及全书内容的布局、层次、段落等的编排。曹之先生在《中国古籍版本学》[1]一书中，将其分为外形结构和内部结构。外形结构包括古籍的外衣、书签、书名页、书首、书根、书脑、书脊等；内部结构包括古籍的序、目录、跋、凡例、卷首、卷末、附录、外集、卷端、大题、小题、牌记、墨丁、墨圈、阴文、阳文、行款、藏单、帮手等。

理清书体结构具有重要的作用。古文献作为书的形式，有一个由简到繁、由单一到多样的演变过程。早期的书籍多为单篇别行，故内容组合亦较简单，而多篇合编者，则组合复杂，结构不一。中医古籍，不仅其正文内容丰富多彩，就其附加内容亦多种多样，形成了多层次结构。其书体结构，

〔1〕 曹之. 中国古籍版本学［M］. 武汉：武汉大学出版社，1992：29.

从形式到内容，均显得情况复杂。理清书体结构能够使我们更加客观准确地把握古籍。

书体结构元数据，一方面通过对古籍扫描图像的管理，揭示古籍的外形结构，另一方面，通过对古籍内容结构层次的划分，揭示古籍的内部结构，使得计算机对古籍的管理控制延伸到篇章的层级，为古籍阅览提供目录导航。更为重要的是提供信息资源的位置信息，从而为用户所获取的古籍知识单元的来源出处提供准确的定位。

中医古籍书体结构元数据主要包括 5 个元素：

函套形态、书册形态、正文图像、图表印记
层次结构

下面对这 5 个元素及其在中医古籍知识库系统中的设计分别予以介绍。

1. 函套形态

元数据名称	函套形态
定义	对用于包装古籍的函套的外观形态进行管理的元数据
注释	以函套为单位进行管理
元素修饰词	①名称；②URL。

古籍的保存环境，比如存放古籍的书函、包裹古籍的锦缎等，它们是古籍的有机组成部分，其中蕴涵了关于古籍的重要信息。缺乏了这部分内容的数字化古籍还不能算作是真正完整的数字化资源。通过函套形态元数据，我们可以对古籍函套图像进行有效的管理。

古籍函套图像命名规则：

（1）名称　函号＋平面名。

（2）函号　预留四位命名空间。

（3）平面名　正面（z）、背面（b）、上面（s）、下面（x）、外面（w）、里面（l）、其他（t）。

（4）实例　第二函的背面命名为：0002b。

2. 书册形态

元数据名称	书册形态
定义	对古籍书册的外观形态进行管理的元数据
注释	以册为单位进行管理
元素修饰词	①名称；②URL。

古籍的书脑、书根、书脊、版心上很可能存在版本信息，缺乏了这部分内容的数字化古籍还不能算作是真正完整的数字化资源。通过书册形态元数据，我们可以对古籍书册图像进行有效的管理。

古籍书册图像命名细则：

（1）名称　册号＋平面名。

（2）函号　预留四位命名空间。

（3）平面名　正面（z）、背面（b）、书脑（n）、书根（g）、书脊（j）、版心（x）、其他（t）。

（4）实例　第十二册的版心命名为：0012x。

3. 正文图像

元数据名称	正文图像
定义	对古籍正文图像进行管理的元数据
注释	以册为单位进行管理
元素修饰词	①名称；②URL。

采集古籍正文数字化图像，是古籍影印出版工作的延续。以往的影印图像以实体的纸张为载体，通过装订成册的方式进行管理。然而数字化图像以数据的形式存贮在光盘，甚至于虚拟的网络中，不形成可作为直接阅读的实体，因此，对它们的管理需要借助于正文图像元数据。

古籍正文图像命名细则：

（1）名称　书代码＋册号＋页号＋单双页＋完整情况。

（2）书代码　是古籍在中医古籍知识库系统中的唯一标识，即书目元数据中的标识符。书代码预留四位命名空间。

（3）册号　册是古籍最客观的物理单元。本元数据侧重于图像物理单元的管理，而非内容单元的划分。故不以卷为单位，而以册为单位进行管理。册号预留四位命名空间。

（4）页号　古籍书版上的一页一般折为两个半页。页号预留四位命名空间。

（5）单双页　前页（a）、后页（b）、单页（d）。

（6）完整情况　完整（w）、残页（c）、缺页（q）、配页（p）、其他（t）。

（7）备注　对于缺失页，应预留文件名称，待从他处获得扫描图像后补入而不影响其他图像的文件名称。

（4）实例　《温病条辨》第一册第一页封面为单页，命名应为：003300010001wd；《温病条辨》第一册第二十页前页命名应为：003300010020wa；《温病条辨》第一册第三十页前页为残页，命名应为：003300010030ca。

注：《温病条辨》书代码：0033。

4. 图表印记

元数据名称	图表印记
定义	对古籍中的插图表格，包括藏书印等进行管理的元数据。
注释	URL 插入文本中
元素修饰词	①名称；②URL。

古籍中的插图表格，是知识内容重要的组成部分。藏书印反映了古籍收藏的历史。利用图表印记元数据，对古籍中分散的图表印记统一管理，通过 URL 链接到文本文件中。

古籍图表印记命名细则：

（1）有原名的用原名。

（2）本草图用药名命名。

（3）脏腑图用脏腑名命名。

（4）形体图用形体名命名。

（5）经络图用经络名命名。

（6）腧穴图用腧穴名命名。

（7）操作图用操作名称命名。

（8）器具图用器具名命名。

（9）印记用印记中的字命名。

5. 层次结构

元数据名称	层次结构
定义	对古籍内容的篇章结构层次进行管理的元数据
注释	层次等级通过计算机自动生成管理
元素修饰词	①层次等级；②层次类型；③层次名称。

通过层次结构元数据对古籍内容结构层次进行划分，揭示古籍的内部结构，使得计算机对古籍的管理控制延伸到篇章的层级，为古籍阅览提供目录导航。更为重要的是提供信息资源的位置信息，从而为用户所获取的古籍知识单元的来源出处提供准确的定位。

古籍层次结构命名细则（图7－1）：

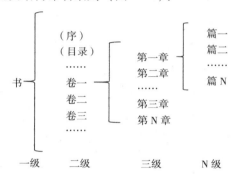

图7－1　书体结构层次解析图示

（1）层次等级　一级、二级、三级……N级。

（2）层次类型　依篇卷原名。

（3）层次名称　依篇卷原名。

注：卷前、卷后附录中的序、目录、跋、凡例等单独成篇的内容，层次等级认定为一级。

二、校勘元数据

校，《汉书·食货志》："京师之钱累百巨万，贯朽而不可校。"故知"校"为考核查对之意。勘，《说文》："校也。"又，《玉篇》："覈定也。"故知"勘"为复核审定之意。且"校"与"勘"为同义单音词，后来复合为双音词"校勘"，即考核查对、复核审定之意。

《太平御览》卷六一八引汉·刘向《别录》："雠校，一人读书，校其上下，得误缪为校；一人持本，一人读书，若怨家相对，故曰雠也。"这里的"雠校"即今所谓"校勘"。凡用不同版本及有关资料，对古籍进行考核查对、勘同录异、补阙订讹、辨伪辑佚、条理篇目，从而考订精谛以求版归一式的文献整理研究工作，则称之为"校勘"。

古籍经过曲折发展的长期过程，故其内容必然都有程度不等的错误、遗漏、增添、删汰、修改及续补等有异于该书原始形态之处，特别是一般的钞写本或复刻本更是如此。为了确切地掌握古籍内容的本来面目，就必须依靠校勘工作。郭沫若先生在其所撰的《管子集校》一书中，对于校勘工作的意义做了如下的简要概括："此项工作骤视之实觉冗赘，然欲研究中国古史，非先事资料之整理即无从入手。"

对于医书而言，准确无误尤其重要，稍有差池关乎性命。[1]明代陆深的《俨山外集》中曾记一俗医追告病人煎药需放"锡"作引，使路过的名医戴元礼感到诧异，便不耻下问地去追根求源，原来是俗医读了误本，"锡"字是"饧"（麦芽糖）字之误。难怪陶弘景在《本草经集注·序录》中指出"其五经四部，军国礼服，若详用乖越着犹可矣，止于事迹非宜耳。至于汤药，一物有谬，便性命及之。"由此可见中医古籍校勘工作的重要意义。

校勘工作需采取科学审慎的态度，既不能"诬古人"，也

[1] 马继兴. 敦煌古医籍考释 [M]. 南昌：江西科学技术出版社，1988：348.

不能"误今人",更不可"耽性命"。那么"撰写切实简明的校勘记，则是审慎校勘的一种最好的形式。它可以使校正者有据，误校者留迹，两通或多歧者存异"。[1]然而校勘记的撰写比较繁琐，规范程度又不好把握。尤其对于复杂校文，读者参照起原文来比较困难，往往造成理解上的错误。数字技术的发展为我们的校勘工作启发了新的思路，我们利用校勘元数据管理古籍校勘的知识内容，采取校文直接替换原文的方式，使读者对于校勘的结果有一个更加直观的认识；而且这样的管理方式免去了书写校勘记的繁琐，同时又巧妙地回避了校记书写规范化的问题。

中医古籍校勘元数据包括校勘和校文。

下面对这2个元素及其在中医古籍知识库系统中的设计分别予以介绍。

1. 校勘

元数据名称	校勘
定义	对古籍校勘进行管理的元数据
注释	此元素实际上执行的是链接的操作，关联校勘对象与校文。
元素修饰词	①校勘对象；②校文。

细则：校勘对象的选取既要精确，避免校文中对非校勘对象文字的重复，又不可遗漏，避免校文替代校勘对象后文句不通或歧义现象的出现。

（1）误文　校勘对象选取需要勘正的误文，误文前后的

〔1〕 戴南海．校勘学概论〔M〕．西安：陕西人民出版社，1986：23.

字词不选取。

（2）脱文　校勘对象选取脱文处前或后的一个字，校文中除脱文内容外还需重复此字。

（3）衍文　校勘对象选取衍文，衍文前后的字词不选取。

（4）倒错　校勘对象选取发生倒错现象的两部分内容之间的全部内容。

（5）异文　校勘对象选取异文，异文前后的字词不选取。

2. 校文

元数据名称	校文
定义	对校文进行描述的元数据
注释	校文既包括古校文，也包括今人所做的校文。
元素修饰词	①校勘对象；②校勘结果；③校勘者；④校勘依据；⑤校勘方法；⑥校勘类型；⑧可靠程度。

细则：

（1）校勘结果　校勘结果的书写以直接替换校勘对象后能保持原文通顺，不产生歧义为原则，这样就避免了传统校勘记的书写繁琐和规范不统一的问题。

（2）校勘方法　从备选值（本校、他校、对校、理校）中选取。

（3）校勘类型　从备选值（误文、脱文、衍文、倒错、异文）中选取。

（4）可靠程度　从备选值（确信、存疑、录异）中选取。

三、注释元数据

注释亦称"注解"，是对文章中词汇、内容、引文出处等所做的说明。古注的体裁名目各异，大致包括：传、注、记、说、微、训、诂、解、笺、章句、疏、正义等[1]。

时代愈早记载，文字愈简少，这是古代文献中的一条通例[2]。词意或不能表达，叙述或有一定局限范围，或因古说有异于今义，或因流传讹失。这都给后人理解古籍中记载的知识造成了障碍。后世学者欲"见古人之心"，每多利用注文予以解释、演申、补充和校订。将古代语言文字，读成今日的语言文字。注疏使后人在整理和阅读古籍时得到有阶梯之易。表现在：①疏通文字，以备查考。注疏文字内容主要在辨字、注音、释义、校勘方面，也即指一字的形、音、义。②古代典籍中还有名物、典故的障碍和事实的不够充分，需借助于注疏。③是辑佚的资源。注疏中不仅含有大量的古书佚文的片段，更为重要的是其中所著录的书目，可以作为判定佚文的重要标志。④是研究注者思想与学术的原始依据。

医药书籍关系病苦性命，故注释的注文更为学者所注重。因于此，我们利用注释元数据管理古注文，以期揭示其中所蕴涵的知识。

中医古籍中的注文形式多种多样，马继兴先生在其《中医文献学》一书中，将各种类型的注文形式进行了系统的梳理，大致的情况包括：①大字注文类型：原文古注、异色别注、大字掺注、标题后注、低格下注、卷篇末注。②小字注

〔1〕 来新夏. 古籍整理讲义 [M]. 厦门：鹭江出版社，2003：197 - 200.

〔2〕 张舜徽. 中国文献学 [M]. 武汉：华中师范大学出版社，2004：130.

文类型：单行嵌注、双行小注、题名标注、行外旁注、框上眉注、假名增注。③其他注文类型：多级叠注、各形兼注、页末脚注、段终尾注[1]。注释方式虽杂，但经过研究我们发现其中的共性，无论采用何种注释方式，无外乎两个目的：首先是采用不同的标志以区分正文和注文以及不同来源的注文；其次是关联注文与其注释的对象（诠释点）。注释元数据的设计正是基于以上考虑。

中医古籍注释元数据包括 6 个元素：

注释
注音、正形、诠义、解句
引文

下面对这 6 个元素及其在中医古籍知识库系统中的设计分别予以介绍。

1. 注释

元数据名称	注释
定义	对古籍注释进行管理的元数据
注释	此元素实际上执行的是链接的操作，关联注释对象与注文。
元素修饰词	①注释对象；②注文。

注释对象选取细则：注释对象的选取要精确，避免产生歧义。

---

〔1〕 马继兴. 中医文献学 ［M］. 上海：上海科学技术出版社，1990：425－446.

2. 注音

元数据名称	注音
定义	对注音类注文进行描述的元数据
注释	注文既包括古注文，也包括今人所做的注文。
元素修饰词	①注释对象；②注文；③注者；④注释依据；⑤注音方法。

细则：注音方法从备选值（直音、反切、拼音）中选取。

3. 正形

元数据名称	正形
定义	对正形类注文进行描述的元数据
注释	注文既包括古注文，也包括今人所做的注文。
元素修饰词	①注释对象；②注文；③注者；④注释依据；⑤正形类型。

细则：

（1）对于字符集中不存在的生僻字，或存有争议，可以多重理解的汉字，我们用正形元数据进行管理。

（2）正形类型从备选值（通假字、避讳字、异体字、俗体字、繁体字、古体字、阙文）中选取。

4. 诠义

元数据名称	诠义
定义	对诠义类注文进行描述的元数据
注释	注文既包括古注文，也包括今人所做的注文。
元素修饰词	①注释对象；②注文；③注者；④注释依据。

5. 解句

元数据名称	解句
定义	对解句类注文进行描述的元数据
注释	注文既包括古注文，也包括今人所做的注文。
元素修饰词	①注释对象；②注文；③注者；④注释依据。

6. 引文

元数据名称	引文
定义	对引文类注文进行描述的元数据
注释	注文既包括古注文，也包括今人所做的注文。
元素修饰词	①书名；②作者；③引文内容；④转引情况。

中医古籍中存在着大量的引文内容，这反映了医学著作在学术上具有源与流、继承与发展的相互关系。一方面，考察引文一则为学术继承的需要，一则知学有所自。另一方面，某些亡佚之书，在其亡佚之前，就已被其他书籍采录引用，使这些佚文仍能流传于世。此即郑樵《通志·校雠略》"书有名亡而实不亡"的情况。考察引文是辑佚古籍最重要的途径。

细则：

（1）古籍中有用阴文、阳文或特殊符号等代表引文出处的情况，将其转换成为用文字表述的书名或作者。

（2）转引情况：对引用二次文献或多次文献的说明。

四、知识内容元数据

中医语义元数据用于中医知识单元内容特征的描述，属于知识层面的元数据。针对所描述的知识元的类型不同，对应知识元的分类制定了名称类元数据、原理类元数据、操作类元数据、对比类元数据、相关类元数据和叙述类元数据，以适应不同知识元的不同结构。中医语义元数据制定的依据：

1. 古籍中客观存在的知识分类现象

《黄帝内经太素》：摄生、阴阳、人合、脏腑、经脉、腧穴、营卫气、身度、诊候、证候、设方（缺佚不详）、九针、补泻、伤寒、寒热、邪论、风论、气论、杂病[1]。

《类经》：摄生、阴阳、藏象、经络、脉色、标本、气味、论治、针刺、疾病、运气、会通[2]。

《本草纲目》：正名、释名、集解、正误、修治、气味、主治、发明、附方、附录等[3]。

《本草品汇精要》：名、地、性、味、色、气、质、用、收、时（生、采）、主、臭、制、治（疗、补）、合治、忌、禁、反、助、赝、解、代等[4]。

类名总括了知识的含义，类似"元数据"的功能。这些"类名"是我们制定中医元数据最主要的依据。

2. 现代中医药规范化研究的成果　《中国中医药学主题

〔1〕　马继兴．中医文献学［M］．上海：上海科学技术出版社，1990：85.

〔2〕　［明］张介宾编著．郭洪耀等校注．类经［M］．北京：中国中医药出版社，1997.

〔3〕　［明］李时珍著．刘衡如点校．本草纲目（点校本上册）［M］．第2版．北京：人民卫生出版社，2004.

〔4〕　［明］刘文泰等撰．曹晖校注．本草品汇精要［M］．北京：华夏出版社，2004.

词表》[1]、《中国医学百科全书·中医学》[2]、《中医药学名词》[3]等现代中医药学规范化研究的成果中的知识分类体系，是我们制定中医元数据主要的参照。

3. 中医古籍知识库建设和运行过程中反馈的需求信息

中医古籍知识库定位于向用户提供知识服务，因此在建设初期对于各个层次的服务需求做了大量的调研工作，元数据的制定考虑到了用户多层次的需求。在知识库初步建成后的试运行阶段，又不断地根据用户的反馈意见对元数据进行修正。

（一）名称类元数据

名称类元数据描述的不仅仅是病证、方、药等的名称，还包括释名、异名等关于名称的相关内容。

中医古籍名称类元数据包括 16 个元素。

分类	元数据
实物类	药名、方名、器具名
理论类	脏腑名、形体名、经络名、腧穴名、精气神名
临床类	病证名、医案名、诊法名、疗法名、养生法名
名物类	人名、书名、附录名

下面对这 16 个元素及其在中医古籍知识库系统中的设计分别予以介绍。

---

〔1〕 吴兰成．中国中医药主题词表［M］．北京：中医古籍出版社，1996．

〔2〕《中医学》编辑委员会．中国医学百科全书·中医学［M］．上海：上海科学技术出版社，1997．

〔3〕 中医药学名词审定委员会审定．中医药学名词［M］．北京：科学出版社，2005．

1. 药名

元数据名称	药名
定义	中药的名称
注释	关于中药名称的内容
元素修饰词	①正名；②异名；③释名；④分类（叙词表中的分类）。

2. 方名

元数据名称	方名
定义	方剂的名称
注释	关于方剂名称的内容
元素修饰词	①正名；②异名；③释名；④化裁；⑤分类（叙词表中的分类）。

细则：

（1）古籍中大量存在的无名方或自拟方，以其功用主治为依据命名为：治某病证方。

（2）化裁：从备选值（原方、加减方）中选取。

3. 器具名

元数据名称	器具名
定义	器具的名称
注释	关于针具、灸具以及其他诊疗器具名称的内容
元素修饰词	①正名；②异名；③释名；④分类（叙词表中的分类）。

4. 脏腑名

元数据名称	脏腑名
定义	脏腑的名称
注释	关于五脏、六腑、奇恒之腑名称的内容
元素修饰词	①正名；②异名；③释名；④分类（叙词表中的分类）。

5. 形体名

元数据名称	形体名
定义	形体的名称
注释	关于形体官窍、四肢百骸等人体组织器官名称的内容
元素修饰词	①正名；②异名；③释名；④分类（叙词表中的分类）。

6. 经络名

元数据名称	经络名
定义	经络的名称
注释	关于经络系统各部分名称的内容
元素修饰词	①正名；②异名；③释名；④分类（叙词表中的分类）。

7. 腧穴名

元数据名称	腧穴名
定义	腧穴的名称
注释	关于腧穴名称的内容
元素修饰词	①正名；②异名；③释名；④分类（叙词表中的分类）。

8. 精气神名

元数据名称	精气神名
定义	精气神的名称
注释	关于精、气、血、津、液等人体生命元素及人类情志活动等名称的内容。
元素修饰词	①正名；②异名；③释名；④分类（叙词表中的分类）。

9. 病证名

元数据名称	病证名
定义	病证的名称
注释	关于疾病名称或证候名称的内容。
元素修饰词	①正名；②异名；③释名；④分类（叙词表中的分类）。

说明：中医诊疗是辨病与辨证相结合的过程，同一疾病，不同的人，病情不同的发展阶段，往往表现出不同的证候。同一证候，也往往出现在不同的疾病中。临床类文献往往以病证为纲，先分为若干个疾病，然后再根据证候的不同分别论述。因此，我们这里的"病证名"，既指疾病的名称，也指代证候的名称。

10. 医案名

元数据名称	医案名
定义	医案的名称
注释	医案往往没有规范的名称，需标引人员按照"医案命名规则"进行规范化的命名。
元素修饰词	①医家；②病证。

（1）医案名的命名规则　①医家确定的：某病证案；②病证确定的：某医家案；③医家和病证都确定的：某病证案；④医家和病证均未确定的：某医家治某病证案。

（2）复诊的命名规则　复诊体现了疾病发展演变和医家随证施治的过程，每一次复诊均是相互独立的结构单元，体现了一个完整的诊疗过程。我们在处理有复诊的医案时，首先命名整个医案，然后将复诊依次命名为"二诊、三诊、四诊……"。

11. 诊法名

元数据名称	诊法名
定义	诊法的名称
注释	关于诊法名称的内容
元素修饰词	①正名；②异名；③释名；④分类（叙词表中的分类）。

12. 疗法名

元数据名称	疗法名
定义	疗法的名称
注释	关于疗法名称的内容
元素修饰词	①正名；②异名；③释名；④分类（叙词表中的分类）。

13. 养生法名

元数据名称	养生法名
定义	养生法的名称
注释	关于养生方法名称的内容
元素修饰词	①正名；②异名；③释名；④分类（叙词表中的分类）。

14. 人名

元数据名称	人名
定义	人的名称
注释	关于古籍中署名的各类人物名称的内容
元素修饰词	①姓名；②字；③号；④尊称；⑤谥号；⑥官职；⑦国别；⑧时代；⑨里籍。

15. 书名

元数据名称	书名
定义	书的名称
注释	关于古籍中著录的各类文献名称的内容
元素修饰词	①书名；②卷数；③作者。

16. 附录名

元数据名称	附录名
定义	附录的名称
注释	关于古籍中卷前、卷后附录的各类独立成篇的序、跋、凡例等名称的内容。
元素修饰词	①书名；②作者。

（二）原理类元数据

中医古籍原理类元数据包括 11 个元素。

分类	元数据
脏腑原理	脏腑生理、经络生理、腧穴生理、卫气营血生理
方法原理	药性发挥、方解、针灸机理、疗法机理、诊断原理
辨治原理	治则治法、辨证

下面对这 11 个元素及其在中医古籍知识库系统中的设计分别予以介绍。

1. 脏腑生理

元数据名称	脏腑生理
定义	脏腑的生理
注释	关于五脏、六腑、奇恒之腑基本生理、机能及性状等的描述。
元素修饰词	①阴阳属性；②五行属性；③功能；④主病。

2. 经络生理

元数据名称	经络生理
定义	经络的生理
注释	关于经络生理功能、阴阳属性等的描述。
元素修饰词	①阴阳属性；②五行属性；③功能；④主病。

3. 腧穴生理

元数据名称	腧穴机理
定义	腧穴的生理
注释	关于腧穴生理功能、阴阳属性等的描述。
元素修饰词	①阴阳属性；②五行属性；③功能；④主病。

4. 卫气营血生理

元数据名称	卫气营血生理
定义	卫气营血的生理
注释	关于卫气营血生理功能、阴阳属性等的描述。
元素修饰词	①阴阳属性；②五行属性；③功能；④主病。

5. 药性发挥

元数据名称	药性发挥
定义	药物性能的由来
注释	关于药效机制的阐述
元素修饰词	①药物性味；②药物归经。

6. 方解

元数据名称	方解
定义	方剂组成配伍、功用原理的解析
注释	
元素修饰词	①药物/药对；②配伍意义。

细则："药对"中药物之间用"##"隔开。

7. 针灸机理

元数据名称	针灸机理
定义	针灸疗效的由来
注释	关于针灸作用机理的阐述
元素修饰词	

8. 疗法机理

元数据名称	疗法机理
定义	疗法疗效的由来
注释	关于疗法作用机理的阐述
元素修饰词	

9. 诊断原理

元数据名称	诊法原理
定义	通过诊候判断病证的原理
注释	
元素修饰词	

10. 治则治法

元数据名称	治则治法
定义	治疗的原则和方法
注释	
元素修饰词	

11. 辨证

元数据名称	辨证
定义	对病因、病机、证候表现的综合分析和判断。
注释	"辨证分型"中证型之间用"##"隔开。
元素修饰词	①病因、病机、病位、病性、证候表现、辨证体系；②辨证分型。

说明：

（1）以中医理论为指导，对四诊所得的资料进行综合分析，辨别为何种证候的思维方法，是中医临床认识与诊断病证的重要方法。

（2）不同的辨证体系，所涉及的"病因""病机""病位""病性""证候表现"均不同。

细则：

（1）病因、病机、病位、病性、证候表现逐条关联，形成"因果链"。

（2）辨证体系：从备选值（八纲辨证、气血津液辨证、脏腑辨证、经络辨证、六经辨证、卫气营血辨证、三焦辨证）中选取。

（三）操作类元数据

中医古籍操作类元数据包括14个元素。

分类	元数据
医家操作类	加工炮制、方剂制法、针灸操作、疗法操作、诊断操作、错误操作、解毒
农家操作类	养殖栽培、采收、贮藏
患者操作类	药物用法、方剂用法
医嘱类	宜忌、医嘱

下面对这14个元素及其在中医古籍知识库系统中的设计分别予以介绍。

1. 加工炮制

元数据名称	加工炮制
标签	processing
定义	药物的修治等粗加工过程、炮制过程及炮制品名等。
注释	药物炮制的过程及要点。"操作步骤"间用"##"隔开。
元素修饰词	①选用器具；②辅助方药；③炮制品名；④操作步骤。

2. 方剂制法

元数据名称	方剂制法
标签	processing of prescription
定义	方剂的制作方法

注释	方剂制剂的过程及要点。"操作步骤"间用"##"隔开。
元素修饰词	①辅料；②剂型；③操作步骤。

3. 针灸操作

元数据名称	针灸操作
定义	针灸运用和操作的方法步骤
注释	"操作步骤"间用"##"隔开。
元素修饰词	①选用器具；②辅助方药；③针灸部位；④剂量；⑤操作步骤。

4. 疗法操作

元数据名称	疗法手法
定义	疗法运用和操作的方法步骤
注释	"操作步骤"间用"##"隔开。
元素修饰词	①选用器具；②辅助方药；③施治部位；④剂量；⑤操作步骤。

5. 诊断操作

元数据名称	诊断操作
定义	诊断操作的方法步骤
注释	"操作步骤"间用"##"隔开。
元素修饰词	①诊候；②主病；③顺逆；④操作步骤。

6. 错误操作

元数据名称	错误操作
定义	诊疗过程中的错误以及导致的后果
注释	
元素修饰词	①导致后果；②救误措施。

7. 解毒

元数据名称	解毒
定义	服用有毒药物后所采取的解救措施
注释	"操作步骤"间用"##"隔开。
元素修饰词	①选用器具；②辅助方药；③操作步骤。

8. 养殖栽培

元数据名称	养殖栽培
定义	药用动物的养殖方法，药用植物的栽培方法。
注释	药物养殖栽培的过程及要点。"操作步骤"间用"##"隔开。
元素修饰词	操作步骤

9. 采收

元数据名称	采收
定义	药物适宜的采收时间、方法以及采收的药用部。
注释	药物采收的过程及要点。"操作步骤"间用"##"隔开。
元素修饰词	①时间；②方法；③药用部位；④选用器具；⑤操作步骤。

10. 贮藏

元数据名称	贮藏
定义	药物的保存、收藏方法。
注释	药物贮藏的过程及要点。"操作步骤"间用"##"隔开。
元素修饰词	①选用器具；②操作步骤。

11. 药物用法

元数据名称	药物用法
定义	药物的使用方法
注释	药物在组方过程中的应用。"操作步骤"间用"##"隔开。
元素修饰词	①应用形式；②用量；③煎煮方法；④功用；⑤操作步骤。

细则：

应用形式：所入剂型不同，采用炮制品不同。

12. 方剂用法

元数据名称	方剂用法
定义	方剂的服用或使用方法
注释	"操作步骤"间用"##"隔开。
元素修饰词	①服用方法；②用量；③频次；④服药时间；⑤药后调护；⑥操作步骤。

13. 宜忌

元数据名称	宜忌
定义	诊疗过程中、方药使用过程中、针灸操作过程中以及疗法操作过程中需要特别加以注意和禁忌的问题。
注释	包括适宜、谨慎、禁忌等相关内容。
元素修饰词	①适宜；②禁忌；③禁忌类型。

细则：禁忌类型，从备选值（妊娠、饮食、性别、年龄、体质）中选取。

14. 医嘱

元数据名称	医嘱
定义	医生对患者在饮食起居、药物的服用等方面的嘱咐。
注释	
元素修饰词	

（四）对比类元数据

中医古籍对比原理类元数据包括 5 个元素。

分类	元数据
平行对比	鉴别病证、用药鉴别、用方鉴别、诊候鉴别
前后对比	疗效

下面对这 5 个元素及其在中医古籍知识库系统中的设计分别予以介绍。

1. 病证鉴别

元数据名称	病证鉴别
定义	相似病证间的鉴别
注释	"鉴别对象"间用"##"隔开。
元素修饰词	鉴别对象

2. 用药鉴别

元数据名称	用药鉴别
定义	功用主治相似药物间的鉴别
注释	"鉴别对象"间用"##"隔开。
元素修饰词	鉴别对象

3. 用方鉴别

元数据名称	用方鉴别
定义	功用主治相似方剂间的鉴别
注释	"鉴别对象"间用"##"隔开。
元素修饰词	鉴别对象

4. 诊候鉴别

元数据名称	诊候鉴别
定义	相似诊候间的鉴别
注释	"鉴别对象"间用"##"隔开。
元素修饰词	鉴别对象

5. 疗效

元数据名称	疗效
定义	对治疗效果的描述
注释	通过对治疗前后证候表现的对比，判断治疗的效果。
元素修饰词	①治疗前；②治疗后；③疗效评价。

说明：

（1）"疗效"不仅仅指正面效果，它涵盖了施治后患者的一切反应，包括负面效果。

（2）"疗效"通过治疗施治前后"证候表现"的比较得以体现。

细则：

（1）治疗前：施治之前的证候表现。

（2）治疗后：施治之后的证候表现。

（3）疗效评价：从备选值（好转、未变化、恶化）中选取。

（五）相关类元数据

中医古籍相关类元数据包括 6 个元素。

分类	元数据
哲学类	天人相应
医学类	脏腑相关、经络相关、精气神相关
方药类	药物相关、方剂组成

下面对这 6 个元素及其在中医古籍知识库系统中的设计分别予以介绍。

1. 天人相应

元数据名称	天人相应
定义	人对天地自然的依循与适应关系的相关叙述
注释	
元素修饰词	①天；②人。

2. 脏腑相关

元数据名称	脏腑相关
定义	脏腑之间及其与经络、形体官窍、精气神等之间的关系
注释	
元素修饰词	①相关对象；②相关方式。

3. 经络相关

元数据名称	经络相关
定义	经络之间及其与脏腑、腧穴等之间的关系

注释	
元素修饰词	①相关对象；②相关方式。

4. 精气神相关

元数据名称	精气神相关
定义	精、气、神之间的关系
注释	
元素修饰词	①相关对象；②相关方式。

5. 药物相关

元数据名称	药物相关
定义	药物之间的关系
注释	
元素修饰词	①相关对象；②相关方式。

细则：相关方式从备选值（相须、相使、相畏、相杀、相反、相恶、配伍应用、配伍禁忌）中选取。

6. 方剂组成

元数据名称	方剂组成
定义	方剂的药物组成
注释	相当于方剂与药物的相关，包括组成方剂的药物及其炮制和剂量。
元素修饰词	①药物；②炮制；③剂量。

（六）叙述类元数据

中医古籍叙述类元数据包括 19 个元素。

分类	元数据
原理类	病因病机、功用主治、证候表现
实物类	诊候形态、脏腑形态、形体形态、药物形态、器具形态
经络类	经络循行、经气流注
实体类	腧穴定位、方剂加减、药物产地、药物生境、药物性味、药物归经、腧穴特性、预后、患者

下面对这 19 个元素及其在中医古籍知识库系统中的设计分别予以介绍。

1. 病因病机

元数据名称	病因病机
定义	疾病发生的原因和病证发生、发展以及传变的机理
注释	
元素修饰词	

2. 功用主治

元数据名称	功用主治
定义	治疗措施所产生的功效和所治疗的病证
注释	治疗措施包括药物治疗、针灸治疗、特殊疗法等。
元素修饰词	

3. 证候表现

元数据名称	证候表现
定义	患者的症状、体征、舌象、脉象等
注释	包括患者的症状、体征、舌象、脉象等的描述。
元素修饰词	①症状；②体征；③舌象；④脉象。

细则：

（1）症状：被医家感知到的异常表现。

（2）体征：患者自身的异常感觉。

（3）舌象：证候表现中对舌象的描述。

（4）脉象：证候表现中对脉象的描述。

4. 诊候形态

元数据名称	诊候形态
定义	诊候的形态
注释	关于各种证候表现的描述。
元素修饰词	

细则：侧重于对证候本身的描述，注意与"证候表现"相区别。

5. 脏腑形态

元数据名称	脏腑形态
定义	脏腑的形态
注释	关于五脏、六腑、奇恒之腑形态的描述。
元素修饰词	

6. 形体形态

元数据名称	形体形态
定义	人体的形态
注释	关于人体四肢百骸等器官或部位形态的描述。
元素修饰词	骨度

细则：骨度是关于人体骨骼长度的描述。

7. 药物形态

元数据名称	药物形态
定义	药物原基的形态
注释	关于作为药物原基的植物、动物或矿物等形态的描述。
元素修饰词	

8. 器具形态

元数据名称	器具形态
定义	器具的形态
注释	关于各种医疗器具形态的描述。
元素修饰词	

9. 经络循行

元数据名称	经络循行
定义	经络的循行
注释	关于经络走向、分布等的描述。
元素修饰词	①循行节点；②交接；③分布；④脉度。

细则：

（1）循行节点：各"循行节点"间用"##"隔开。

（2）脉度：关于人体经络长度的描述。

10. 经气流注

元数据名称	经气流注
定义	经气的流注
注释	关于经络中经气流行、灌注的描述。
元素修饰词	流注节点

细则：各"流注节点"间用"##"隔开。

11. 腧穴定位

元数据名称	腧穴定位
定义	腧穴的位置
注释	关于腧穴位置及取穴方法的描述。
元素修饰词	

12. 方剂加减

元数据名称	方剂加减
定义	方剂的加减应用
注释	针对临证应用对方剂药物及其剂量所做的调整以及因此可能引起的方名变化。
元素修饰词	①增加药物；②减少药物；③方名变化；④临证应用。

13. 药物产地

元数据名称	药物产地
定义	药物分布的地域
注释	关于出产药物的行政区域的记载。
元素修饰词	

细则：注意与"药物生境"相区别。

14. 药物生境

元数据名称	药物生境
定义	动植物药生长及矿物药形成的自然环境和它们由此所禀赋的自然之性
注释	
元素修饰词	

细则：注意与"药物产地"相区别。

15. 药物性味

元数据名称	药物性味
定义	药物的四气五味、升降浮沉、毒性等。
注释	
元素修饰词	①气；②味；③升降浮沉；④毒性。

细则：

毒性：对药物类似"有毒""无毒""有小毒""大毒"等的描述。注意与"毒副作用"相区别。

16. 药物归经

元数据名称	药物归经
定义	药物作用的部位
注释	药物作用归属的脏腑经络，按照脏腑和经络不同的辨证体系，分别描述。
元素修饰词	①脏腑归属；②经络归属。

细则：

（1）脏腑归属：脏腑辨证体系下，药物作用的部位。

（2）经络归属：经络辨证体系下，药物作用的部位。

17. 腧穴特性

元数据名称	腧穴特性
定义	腧穴所特有的生理特性
注释	包括五输穴
元素修饰词	

18. 预后

元数据名称	预后
定义	关于患者或病证预后、转归的预测。
注释	
元素修饰词	顺逆

细则：

顺逆：从备选值（顺、逆）中选取。

19. 患者

元数据名称	患者
定义	关于患者基本情况的描述
注释	包括姓名、性别、年龄、职业、体质、居处等描述。
元素修饰词	①姓名；②性别；③年龄；④职业；⑤体质；⑥居处。

说明：中医学的特色在于个体化的诊疗。相对于西医学，中医学更加关注患病的"人"。以下"姓名""性别""年龄""职业""体质""居处"等基本上概括了患者的个人信息。

细则：

（1）姓名：患者的姓、名、字、号以及别称等。

（2）性别：关于患者性别的描述。

（3）年龄：关于患者年龄的描述。

（4）职业：关于患者从事职业的描述。

（5）体质：患者的素体禀赋。

（6）居处：患者长期居处的环境以及关于居处环境变更等内容的描述。

第八章 中医古籍知识数字化加工的技术流程与操作

古籍数字化加工规范化流程体系包括：选择古籍→古籍图像采集→图文转换→文字识别→整理校点→解析标引→审核入库→数据挖掘→知识服务。

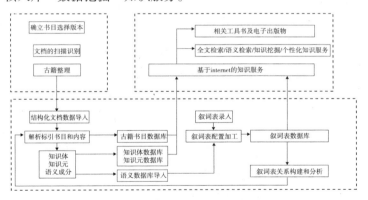

图8-1 中医古籍知识数字化加工规范化流程体系图

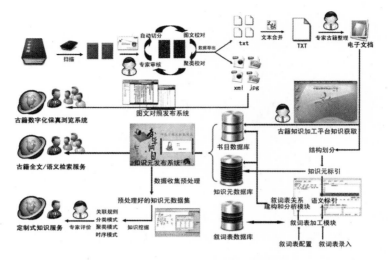

图8-2 中医古籍数字化加工流程全图

一、选择古籍

选定进行数字化加工的中医古籍。

（一）选目原则

1. 需求原则 按照科研课题设定的目标或按照产品用户的需求选择进行数字化加工的中医古籍。

2. 学科体系完备原则 选择能够支持整个中医药学学科体系的各类经典中医古籍作为数字化加工的对象。

3. 学术源流传承原则 参考《中国医籍考》《宋以前医籍考》等学术资料，选择能够反映中医药学某一学科发展脉络或反映某一医家学术思想传承的一系列古籍作为数字化加工的对象。

中医古籍知识组织理论与实践

126

4. **善本原则** 参考《中国古籍善本书目》等学术资料，通过对古籍版本源流的考察，选择最为精良的善本进入数字化加工的流程。

5. **易得原则** 参考《中国中医古籍总目》等学术资料，调研所选书目的馆藏情况，选择有长期合作关系或允许对古籍进行数据采集的图书馆作为数字化加工的合作单位。

6. **综合评分考量** 对以上五个原则，分别确定各自的权重和评分体系，通过评价得分高低选定书目。

（二）选目流程

1. 确定进行数字化加工的中医古籍。

2. 考察古籍版本流传情况，确定进行数字化加工的善本。根据需求情况，对于重要古籍选择多个版本进行数字化加工。

3. 调研古籍馆藏情况，联系图书馆进行数据采集前的准备工作，包括古籍是否残损、装帧情况、行款、书页数目等，填写《古籍资源调查表》。

二、古籍数据采集

（一）数据采集范围

1. 采集古籍所有书页的图像数据。

2. 采集能够反映古籍版本信息、装订方式等的古籍外观图像数据。

3. 著录古籍书目信息。

（二）数据采集流程

1. 根据《中医古籍书目元数据》，采集古籍书目信息，包括：题名、主要责任者、其他责任者、出版者、主题、附注说明、相关资源、时空范围、语种、资源类型、权限、日期、标识符、版本类别、载体形态、收藏历史、馆藏信息、中医文献分类共 18 项。

2. 根据《古籍图像数据采集流程及技术规范》，采集古籍图像数据，包括：外观图像采集、书页图像扫描的技术标准、命名原则等。

3. 对采集到的古籍图像数据进行归档、整理，核对前期《古籍资源调查表》调研的数据，评判数据采集工作的质量。

三、古籍图像文本识别

利用"数码大师"对古籍图像文件进行 OCR 识别，将古籍资源由图像格式转换为文本格式。

（一）预处理

对古籍图像自动进行页、行、字切割以及版面校对；利用软件内置的"汉字识别字典"，OCR 汉字识别后台作业；人工干预的 OCR 后处理，对识别错误进行修改。

（二）图文校对

将古籍以列为单位，校对自动识别结果。

（三）聚类校对

将相同字形的图片以字为单位聚类到一起，校对自动识别结果。以上两种人工干预的校对工序循环进行。

（四）专家审核

对于古籍特殊版式，指导标引员对古籍图像进行合理的行、字的切割工作；对于普通识别员识别不了的文字，标记后由专家进行审核。

基于古籍图像文本识别工作，形成图文对照的古籍阅览数据库。

四、古籍整理

古籍图像经过 OCR 识别后形成的文本格式古籍资源，交予中医文献研究专业人员进行校勘整理。

（一）整理内容

1. 核实书目著录信息。
2. 对文本进行段落划分，整理古籍篇卷目录。
3. 加注现代标点。
4. 综合运用"四校法"，参照不同版本勘正底本的错讹。
5. 对关键或生僻字词加以注释。
6. 撰写内容提要和点校说明。

（二）整理流程

1. **一校**　以此次进行 OCR 识别的古籍作为底本，校正文本与底本之间的错误。对文本进行段落划分，整理古籍篇卷目录并加注现代标点。

2. **二校**　综合运用"四校法"，参照其他古籍或版本勘正底本的错讹，撰写内容提要及点校说明。

3. **监审**　通过抽查评判一、二校的工作质量，并在文本中按照一定比例在各卷中置入错误，然后交由三校人员。

4. **三校**　对古籍再次进行校对，勘除错误。以置入错误被发现并修改的比例评判三校人员的工作。

通过古籍整理工作，形成规范的数字化古籍定本。

五、知识标引

经过整理的古籍文本，进行知识标引。通过标引过程可以实现由自然文本形式记载的中医学知识向适合计算机管理的科学数据的转换。

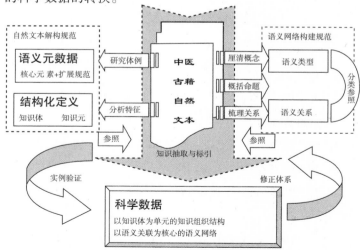

图8-3　中医古籍由自然文本向科学数据转换示意图

（一）标引目标

1. 古籍书体结构的标引。

2. 古籍书页图像及插图的标引。

3. 中医药知识的分类知识体标引。

4. 各类中医药知识相应的知识元标引。

5. 中医语义成分标引。

6. 古籍校勘和注释的标引。

（二）标引流程

1. 前期准备

（1）管理员根据《中医古籍语义元数据》，配置各类中医药知识的元数据模板。

（2）管理员建立标引任务及流程，分配标引员工作任务。

（3）管理员监控标引进度。

2. 标引

（1）将古籍文本上传"中医古籍知识加工平台"，著录书目信息。

（2）对文本进行书体结构的标引，划分卷篇。

（3）将古籍的书页图片挂接到文本的书体结构上；将古籍中的插图挂接到文本中相应的位置。

（4）在古籍文本中切分出各类中医药知识体，标引其体概念。

（5）在各类中医药知识体中，切分出相应的知识元，标引其元概念。

（6）在知识元中切分出各类语义成分，标引语义类型及其关系。

（7）标引古籍中出现的校勘知识和注释知识。

以上标引任务完成后，标引员提交任务完成。

3. **查验**　按照判例法、人工干预的方法，一查员逐条检查标引员的标引任务；二查员抽查标引员的标引任务。

4. **数据入库**　标引数据核实无误后，提交入库。通过知识标引过程分别形成"古籍书目数据库""知识体数据库""知识元数据库""语义数据库"。

六、叙词表构建

1. **词汇搜集**　从古籍这种中医药学原始数据源中搜集词汇，作为构建叙词表的基础，这是有别于一般行业叙词表词汇来源的开创性的方法。在此基础上形成的中医古籍叙词表，不仅可以最大程度地拟合主题，而且可以形象地展示出整个中医学的知识体系。

2. **概念类型的分析**　对于选入叙词表的词汇，分析其概念类型，明确词间层级关系，建立分类体系。

3. **概念关系的分析与构建**　对于选入叙词表的词汇，分析相同类型以及不同类型概念间的关系，尤其是中医学领域内的诸多相关关系。

七、基于中医古籍知识库开发的系列产品

1. 相关工具书及电子出版物；

2. 支持全文检索、语义检索的中医古籍知识库；

3. 知识挖掘服务；

4. 个性化知识服务；

5. 基于 Internet 的知识服务。

第九章　基于知识元的知识表示体系在中医古籍知识库建设中的应用

一、技术平台研发

在"基于知识元的中医古籍计算机知识表示方法"理论体系指导下，根据中医古籍知识库建设以及为科研临床提供知识的需要，本项目组相继搭建起"中医古籍知识加工平台""叙词表自动生成与知识网络构建系统"等用于古籍数字化建设的加工平台，并进一步研发了"中医古籍图文对照阅览查询系统""中医古籍知识库浏览查询系统""中医古籍知识网络与叙词表系统""岐黄搜索"等数字化成果展示与知识共享的平台。

（一）中医古籍知识加工平台

"中医古籍知识加工平台"，采用多层化、模块化和组件化的先进理念进行架构设计，是一个分布式应用、集中式管理的 WEB 应用系统平台，集开放性、可扩展性与安全性于一体，为传统医籍知识库提供了一个灵活、高效、便利的高质量加工平台。见图9-1、图9-2、图9-3。

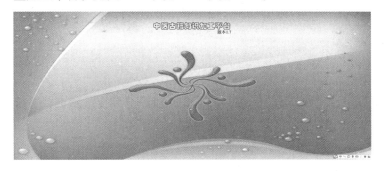

图9-1　中医古籍知识加工平台

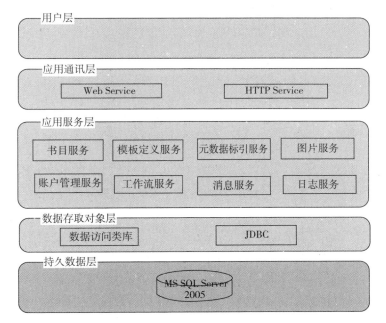

图9-2　中医古籍标引系统平台设计模型图

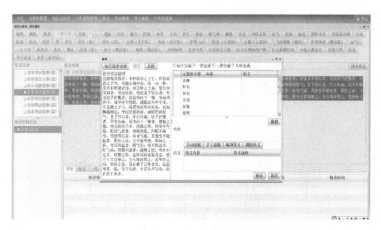

图9-3 中医古籍标引系统元数据标引界面

(二) 叙词表自动生成与知识网络构建系统

该系统的功能：可发现叙词及词间关系；支持叙词及词间关系的增加、删除、修改、查询等叙词表维护操作；可视化地展示词间关系；分析叙词与语料库的关系等。见图9-4。

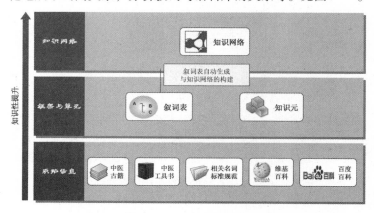

图9-4 叙词表自动生成与知识网络构建的体系结构

二、应用系统研发

（一）中医古籍数字图书馆

"中医古籍数字图书馆"是基于"350种传统医籍整理与深度加工"项目过程中采集整理的古籍图像文件、校勘点校取得的古籍文本数据以及版本考证等成果，为满足中医专业用户方便阅读中医古籍的需求，开发的古籍原图和全文文本的阅览应用系统。

系统支持目录导航的古籍原文的阅览功能、逐页顺序或跳转的古籍原文的阅览功能，阅览过程中支持文本模式与图像模式的切换，并可查阅详尽的古籍及其版本信息。

"中医古籍数字图书馆"涵盖了医经、本草、方书、临证各科等12类350余种常用中医古籍，用户可以在分类下查找需要阅读的古籍，也可在搜索框中输入书名，从而快速定位到所需阅读的古籍。

本系统支持文本模式与图像模式，用户在阅读过程中，可以在两种模式下自由切换。文本模式下为一般用户普遍易于接受的简体、横排、标点、分段的形式，便于快速阅读；而图像格式为古籍原始的图像，便于考察古籍的版本等原始信息。此外，系统还支持全文检索功能。

（二）中医古籍知识库

"中医古籍知识库"是基于"350种传统医籍整理与深度加工"项目过程中加工标引成果，为满足科研人员、临床医生、学院学生等各类中医专业用户快速高效地从中医古籍中查找和获取知识的需求，开发的基于古籍原始记载的中医知识的检索应用系统。

系统具备独有的中医知识分类检索、中医知识元检索，并对检索到的结果标注详细的原文出处。

"中医古籍知识库"从"350 种传统医籍整理与深度加工"项目中抽取标引的病证、方剂、本草、医案四类中医古籍知识体 12.1 万条，知识元 40.7 万条。用户可以从全库中，或者从选定的书目中精准快速地查找到所需要的中医知识。

（三）中医诊疗决策支持系统

"中医诊疗决策支持系统"是中医古籍专病叙词表研究成果的应用。凭借此系统，以证候表现为客观依据，医生可以在古籍中获取对现实病例的映射，从而借鉴前人对于此类病证辨证论治的思路，启发自己的临证实践。

"中医诊疗决策支持系统"源自古籍，集诸家学说，展各家之长，是临床医生提高诊疗水平的得力助手。

（四）数字化中医典籍

"数字化中医典籍"是面向临床运用与学术研究的综合性中医古籍数据库系统，是中国中医科学院中国医史文献研究所古籍数字化团队历时十余年的一项研究成果。在数字化中医典籍建设过程中，我们严格遵循了传统中医古籍整理的一般理论、方法和步骤，在数字化过程中创造性地引入了知识元的知识管理理念，在知识层面对古籍原文进行了重构。该数据库兼容全文、图像、知识元三种类型的数据，是目前国内品质过硬、知识管理水平较高的中医典籍数字化资源。

三、中医古籍知识服务开展情况

中国医史文献研究所中医古籍数字化研究室成立于 2002 年 12 月，是国内最早成立，也是目前唯一的专业承担中医古籍数字化科研、教学、资源建设等工作的研究室。

本研究室以"基于知识元的中医古籍计算机知识表示方法"理论为指导，制定了"中医古籍元数据"等古籍数字化相关规范及技术标准 10 余部；自主研发了"中医古籍知识加工平台"等 5 种用于古籍数据加工的软件系统；开发了"中医古籍知识库"等各种类型的数字化中医古籍产品 6 种。

经过十余年的发展，本研究室完善了老中青结合、中青年科研骨干为主、知识背景多学科交叉互补的一流的人才队伍；成立了数字化工程中心，具备了高效的中医古籍数据加工能力；主持了多项国家级重大科研课题，参与了多项数据库建设的合作，积累了丰富的为各界用户提供知识服务的经验。

当今高速发展的信息技术，已广泛地渗透到中医科研和临床工作的方方面面，给中医学术的发展与传承带来了革命性的变化。人们越来越清楚地意识到，中医现代化的关键是中医数据的信息化。因此对于重点专科数据库的需求变得日益迫切，临床科研工作者希望能够借助于古籍数据库快速、高效地从古籍中获取所需的相关知识。近年来，随着国家中医药管理局对各临床重点专科建设投入的不断增加，古籍数据库建设的工作逐步提上日程。

以下按照合作模式的演进，将我们参与古籍专题数据库建设的情况介绍如下：

（一）按需加工

用户提出他们的大致需求，由我方解析为一系列命题，然后进行需求分析，给出初步方案，包括：选定书目，以明确数据所涵盖的范畴；完成数据库概念结构和逻辑结构的设计，进一步明确用户需求的命题的实现；描述应用系统功能，以确定软件开发工作，然后交由用户审定，根据反馈意见，进一步修改和完善方案。待用户满意、确认方案后，由我方组织人员实施，包括：古籍的初步整理、书目的著录、内容的标引、应用程序的开发、数据库建立测试和运行维护等工作。

在此合作模式下，我方全权负责从数据库设计到实现的全部工作，用户的责任仅局限于方案的确认以及必要的临床专业指导。

1. 数字化产品　此阶段形成的数字化产品，如：长春中医药大学有毒中药数据库、药用动物数据库，广西中医药大学脑病数据库。

2. 数据库知识类别覆盖　每种数据库只包含一种类别的知识，如"长春中医药大学药用动物数据库"仅覆盖本草类文献中的药物知识，"广西中医药大学脑病数据库"仅覆盖临床类文献中的病证知识。

3. 主要功能　①全文检索；②基于知识元的检索。

（二）有限合作

我方一定程度上参与到用户的重点专科建设工作中，了解其所承担课题的主要任务和目标，通过全面地了解用户需求，做出更为完善的需求分析和数据库设计。用户根据已有经验向我方开列具体书目，提供我方专科病证名同义词表、常见概念同义词表等学术资料，以使数据库资源更具有针对性。

在此合作模式下，我方主动地参与到用户的重点学科建设工作中，为数据库建设完成大量的、充分的前期调研工作；用户积极地为数据库建设提供各种学术性的指导。

1. 数字化产品　此阶段形成的数字化产品，如：广安门医院肿瘤科重点专科建设数据库、北京儿童医院中医科重点专科建设古籍数据库、广东省中医院国家慢性肾脏病中医临床研究基地古籍数据库。

2. 数据库知识类别覆盖　每种数据库都包含有多种类别的知识，如广东省中医院国家慢性肾脏病中医临床研究基地古籍数据库除覆盖临床类文献中"水肿""淋证""癃闭""关格""消渴"等常见肾系疾病的病证知识，还覆盖了本草类文献中治疗肾系疾病的药物知识，方书类文献中治疗肾系疾病的方剂知识、疗法知识，针灸类文献中治疗肾系疾病的针灸知识，诊法类文献中关于肾系疾病的诊断知识等。同时数据库中还纳入了大量肾系疾病治疗的古代医案，非常受临床医生的欢迎。

3. 主要功能　全文检索；基于知识元的检索。

（1）普通检索　在搜索框中输入要搜索的内容，点击"搜索"进行检索（图9-5）。直接点击检索到的知识体文本，可出现知识体明细（图9-6）。将鼠标放到搜索结果的下拉箭头，会出现知识体对应的知识元（图9-7）。点击其中的"功用主治"知识元，可弹出具体的有关"大黄功用主治"的条文（图9-8）。

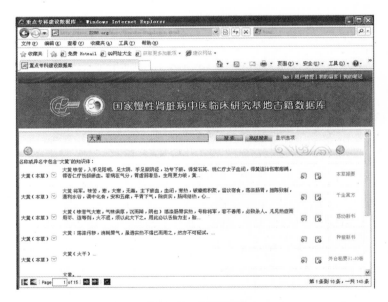

图9-5　普通检索

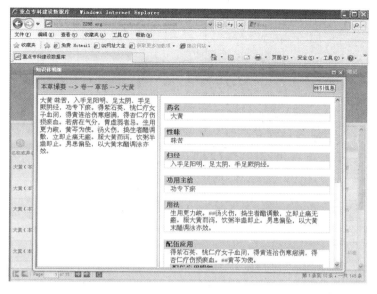

图9-6　知识体明细

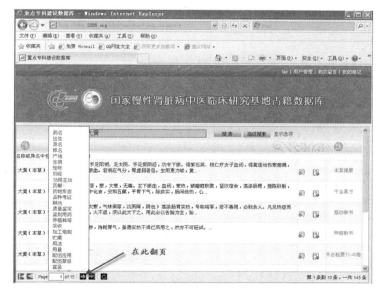

图9-7　知识元检索

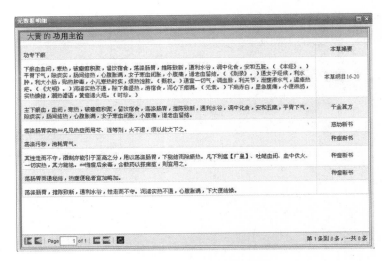

图9-8 知识元检索结果

其他如方剂"麻黄汤"、病证"癃闭"的检索见图9-9~图9-14。

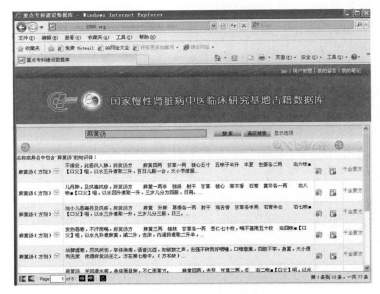

图9-9 方剂检索

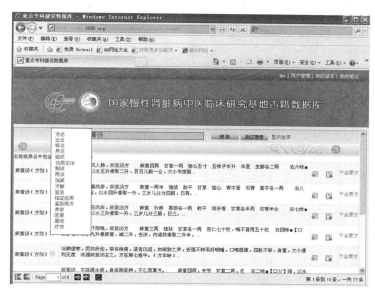

图 9 – 10　方剂知识元检索

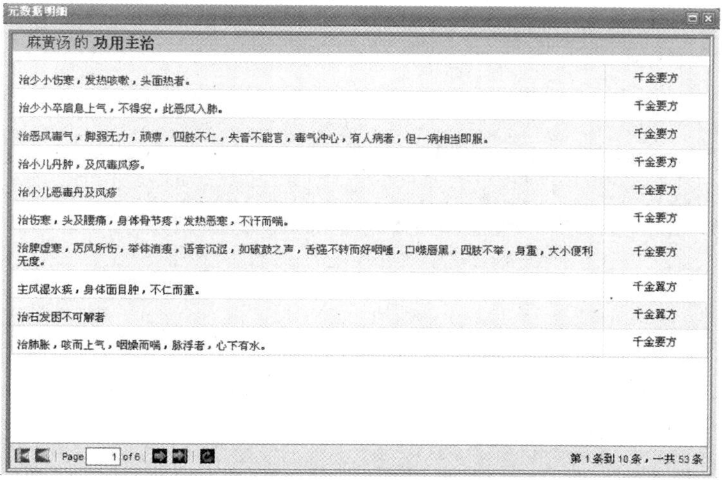

图 9 – 11　方剂知识元检索结果

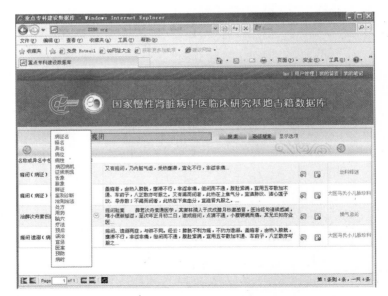

图 9 - 12　病证检索

图 9 - 13　病证知识元检索

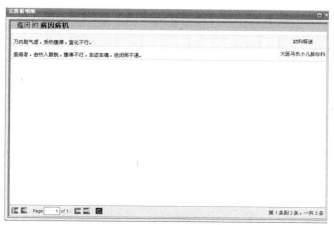

图9－14　病证知识元检索结果

（2）高级检索　点击高级搜索按钮，弹出高级搜索页面，点击要搜索的知识体的类型，输入要搜索的条件，进行搜索。如在方剂中检索组成为"桂枝、芍、甘草、姜、枣"的方剂即桂枝汤类方，结果检索到97条记录（图9－15、9－16）。

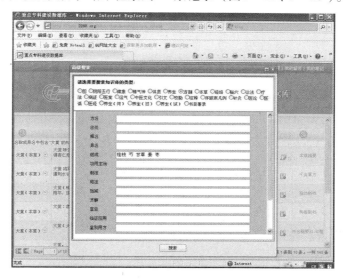

图9－15　方剂组成检索

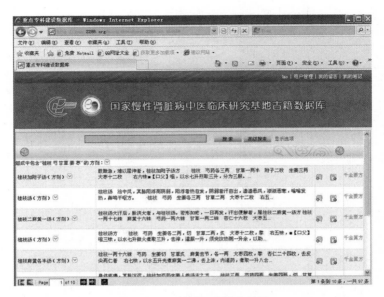

图 9 - 16　方剂组成检索结果

（3）学术交流平台　留言和笔记功能是为了方便用户对中医古籍知识的交流理解，留言是公开的，笔记是私密的。这一功能的建立也是希望能通过交流促进中医知识共享、全院知识管理的开展。

点击留言或笔记图标，弹出窗口，在里面输入内容（图 9 - 17）。也可在相应的知识体检索界面点击获得知识库中用户对该留言的反馈（图 9 - 18）。

中医古籍知识组织理论与实践

148

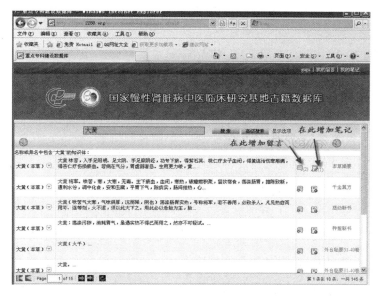

图 9 – 17　笔记留言功能

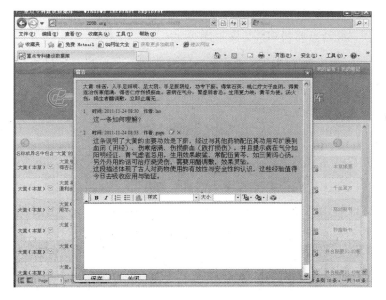

图 9 – 18　查看笔记留言

（三）全面合作

我方全面地参与到用户的重点专科建设工作中，了解其所承担课题的主要任务和目标，以此全面了解用户需求。用户全面地参与到数据库的建设工作中，为我方开列具体书目，提供我方专科病证名同义词表、常见概念同义词表等学术资料，同时全程参与到古籍内容的标引和质检工作中来（主要承担"实同而名异"的病证知识的核查以及现代病名的标引工作），并参与应用系统的开发工作。

双方互派专门的联系人，负责数据库建设工作的接洽和沟通。同时定期召开双方科研人员全员参加的学术交流和沟通会议。良好的协调和沟通机制是数据库建设顺利推进和数据质量的有力保障。

1. 数字化产品　此阶段形成的数字化产品，如"北京中医医院皮肤科银屑病古籍专题数据库"。

2. 数据库知识类别覆盖　每种数据库都包含有多种类别的知识，如"北京中医医院皮肤科银屑病古籍专题数据库"除覆盖临床类文献中"白疕""漆疮""湿疹"等常见皮肤疾病的病证知识，还覆盖了本草类文献中治疗皮肤疾病的药物知识，方书类文献中治疗皮肤疾病的方剂知识、疗法知识，针灸类文献中治疗皮肤疾病的针灸知识，诊法类文献中关于皮肤疾病的诊断知识等。同时数据库中还纳入了大量皮肤疾病治疗的古代医案（由于没有皮肤病专科的古籍，因此本数据库中还收入了一些现代医案文献），非常受临床医生的欢迎。

3. 主要功能　全文检索；基于知识元的检索；学术交流平台。

（1）基于语义的检索　在检索按钮后边，有一个语义检索按钮。当用户使用这个按钮进行检索时，系统首先会利用管理员配置好的同义词表，将用户输入的检索词，转换为一组同义词。然后用这组同义词在特定的知识元中进行检索，以提高系统的查全率（图9-19）。

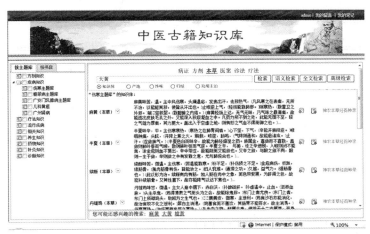

图9-19　基于语义的检索

临床医生习惯于以现代病名作为检索条件，在古籍中查找该病证的相关信息。但是古今病名有别，且非可以简单对等转换的关系，因此普通数据库很难满足医生的这个需求。本数据库在建设过程中，通过临床人员参与对病证现代病名的标引工作，以及在同义词表中增加对应的现代病名的方法，很好地满足了这个需求。同时，同义词表配置可以限定适用范围，以此避免由于同义词表使用不当造成的返回冗余信息较多的问题（图 9 – 20）。

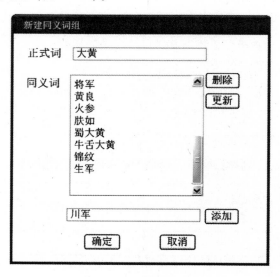

图 9 – 20　配置同义词

（2）检索提示　　当用户使用某一关键词作为检索条件，搜索到相应知识体、知识元的同时，系统会给予用户进一步检索的提示：①相近概念提示，当用户检索病证"白疕"后，系统会提示用户是否检索相似的概念"松皮癣"；②相关概念提示，当用户检索病证"胸痹"后，系统会提示用户是否检索相关的概念"瓜蒌薤白白酒汤"。

（3）数据库长效维护机制　　数据库建设完毕，交付用户使用后，用户对于检索返回的病证等知识学习后，可以对病证更新标引其所对应的现代病证名或古代通用的病证名，系统索引将随时更新，为后来的检索行为提高精度，从而使数据库在使用过程中能够不断完善。

附录：各类模板标引规范手册
（定义、细则及示例）

　　中医古籍数字化研究自 2000 年启动至今，共解析标引 300 余种中医古籍，涉及医经类、本草类、方书类、伤寒类、温病类、针灸类、临床内外妇儿类、医案类、医论类等不同内容的文献。为了便于读者更好地理解和掌握中医古籍文献的解析标引规范，我们从以往工作实践积累的素材中选取了部分典型范例作为中医药古籍文献数字化规范的附录，以供研习参考。

　　本附录使用了阴阳五行、藏象、精气神、体质、运气、养生、诊法、经络、腧穴、疗法、本草、方剂、病证、医案、中医文化共 15 种模板，分为 9 个部分，包括生命类、养生类、诊法类、针灸类、运气类、本草类、方书类、病证类、医案类等各类文献解析标引范例。范例中采用表格形式描述元数据及其元数据内容，与原文相对照，以体现实际工作中的数据格式。

一、各种模板中相关元数据的定义

（一）阴阳五行模板

根据阴阳五行知识的体例结构、内容，阴阳五行模板设计了 20 个元数据。

1. **阴阳关系**　关于阴阳及其对应事物间对立斗争、相互依存、互根互用、消长转化及相对平衡等辩证关系的相关描述。

2. **阴阳属性**　关于对事物阴、阳属性判断的描述。

3. **阴阳归类**　按照阴阳理论对事物进行的分类。

4. **五行关系**　关于人体脏腑和其他事物间五行生克、乘侮、胜复及制化等关系的描述。

5. **五行归类**　按照五行对事物进行的分类。

6. **五行属性**　关于五行所具特性的相关描述。

7. **五化**　关于五行气化，五行之间相反相成，不断变化发展现象的描述。

8. **五神**　关于五行相应于五种精神活动的描述。

9. **五色**　关于五行相应于五种颜色的描述。

10. **五味**　关于五味，即酸、苦、甘、辛、咸及其五行归属的描述。

11. **五音**　关于五音，即角、徵、宫、商、羽及其五行归属的描述。

12. **五声**　关于人的五种发声，即呼、笑、歌、哭、呻及其五行归属的描述。

13. **五时**　关于自然界时节变化的五行划分及其描述。

14. **五官**　关于人体五官，即目、舌、口、鼻、耳及其五行归属的描述。

15. **五体**　关于人体五个组织，即筋、脉、肉、皮、骨及其五行归属的描述。

16. **五方**　关于自然界五个方位，即东、南、西、北、中及其五行归属的描述。

17. **五志**　关于人体五种情志活动，即怒、喜、忧、悲、恐及其五行归属的描述。

18. **五轮**　关于人体眼部五个部位的五行归属的描述。

19. **五变**　关于人体五种变动，即握、忧、咳、哕、栗及其五行归属的相关描述。

20. **五运六气**　中医古籍文献中关于五行与六气（风、火、燥、湿、热、寒）分别对应天干、地支相互配伍，并结合五行生克理论，推断年运、气候变化与疾病之间关系的相关描述。

（二）藏象模板

根据藏象知识的体例结构、内容，藏象模板设计了 14 个元数据。

1. **名称**　关于人体各脏腑、器官及组织的名称定义。

2. **功能**　关于五脏六腑基本生理、机能及性状的描述。

3. **脏腑相关**　关于五脏六腑之间在生理上相互依存、相互制约，病理上相互制约、传变关系的描述。

4. **脏腑相合**　关于五脏与其相表里六腑之间密切生理关

系的描述。

5. 生长发育　关于自然界各事物的始生、变化及转归过程的描述。

6. 气血阴阳　关于各脏腑气、血、阴、阳的描述。

7. 气化　关于各脏腑的功能活动，气血的输布流注，脏腑之气的升降、开阖等内容的描述。

8. 五脏所藏　关于五脏与五神，即与神、魄、魂、意、志等精神活动五行相对应的相关描述。

9. 五脏化液　关于五脏与五液，即与汗、泪、涎、涕、唾五种体液五行相对应的相关描述。

10. 五脏所恶　关于五脏各易为某一自然界淫邪所伤，各有所恶的相关描述。

11. 五味所入　关于五脏与五味，即与酸、苦、甘、辛、咸之间的五行对应关系的描述。

12. 五脏开窍　关于五脏与七窍之间相互对应、彼此联系的相关描述。

13. 五脏所主　关于五脏与体内组织的五行对应联系的相关描述。

14. 五脏其华　关于五脏精气荣华与体表组织或部位的相关描述。

（三）精气神模板

根据精气神知识的体例结构、内容，精气神模板设计了5个元数据。

1. 名称　关于精、气、神等人体生命元素及人类情志活动的名称定义。

2. **类别** 关于各生命元素所属类别的描述。

3. **释名** 关于精、气、神等各生命元素名称的诠释。

4. **异名** 关于同时描述一个生命元素，而又有别于常用名称的其他称谓。

5. **化生** 关于精神、气、神等各生命元素之间相互化生关系的描述。

（四）体质模板

根据体质知识的体例结构、内容，体质模板设计了 5 个元数据。

1. **名称** 人体禀赋及其类型的名称。

2. **属性** 对某种体质阴阳或五行属性的判断。

3. **生理特征** 对某种体质生理特点的描述。

4. **病理特征** 对某种体质易患疾病的描述。

5. **治法** 针对不同体质之人的生理特点而列出的治疗方法。

（五）运气模板

根据运气知识的体例结构、内容，运气模板设计了 10 个元数据。

1. **起源** 关于五运六气起源的描述。

2. **气象** 不同运气条件下产生的气候变化。

3. **天文** 不同运气条件下的天文现象。

4. **地理** 运气与地理之间关系的描述。

157

5. **物候** 对不同运气条件下所产生的物候表现的描述。

6. **配属** 五行、干支与运气的配属关系。

7. **运行** 运气的运行变化规律。

8. **发病** 有关不同运气条件对人体产生影响及疾病的描述。

9. **用药** 与运气相关的用药。

10. **推步** 气运的推算。

（六）养生模板

根据养生知识的体例结构、内容，养生模板设计了12个元数据。

1. **名称** 养生法的名称。

2. **出处** 关于某一养生法来源的信息。

3. **释名** 对养生法名称的解释。

4. **异名** 某一养生法的其他名称。

5. **类别** 某一养生法所属的类别（药物养生、浴身保健、针灸按摩、娱乐养生、运动养生、房事养生、饮食养生、睡眠养生、起居养生、环境养生、精神养生）。

6. **方法** 对某种养生法（如五禽戏）的具体操作的描述。

7. **理论** 对养生和某种养生法理论的阐述。

8. **原则** 指导养生的基本原则。

9. **功用主治** 某种养生法的功用和主治病证。

10. **器具** 养生使用的工具。

11. **案例** 某种养生法的实践举例。

12. **宜忌** 养生的注意事项及禁忌。

（七）诊法模板

根据诊法知识的体例结构、内容，诊法模板设计了 10 个元数据。

1. **名称** 诊法的名称。

2. **释名** 解释诊法名的内容。

3. **异名** 诊法的其他名称。

4. **类别** 某一诊法所属的类别。

5. **征象** 诊断中所见的症状、体征等临床表象。

6. **原理** 对某一诊法所以诊病的原理的阐述。

7. **主病** 诊察结果所提示的病证。

8. **误诊** 记述诊断错误以及导致的后果。

9. **鉴别诊断** 对相关病证表现进行鉴别以诊断病证。

10. **预后** 色脉、脉证等的逆顺以及病证死生。

（八）经络模板

根据经络知识的体例结构、内容，经络模板设计了 15 个元数据。

1. **名称** 组成经络系统各部分的名称。

2. **类别** 经络所属的类别。

3. **释名** 解释经络的名称由来或命名依据。

4. **异名** 经络的其他名称。

5. **循行** 有关经络的走向、分布等循行的相关描述。

6. **流注** 有关经络中经气流行、灌注的相关描述。

159

7. **生理**　有关经络生理功能、阴阳属性的描述。

8. **主病**　关于经络病态表现的相关描述。

9. **治则治法**　经络病证的治疗原则和方法。

10. **脉象**　有关经络脉象的相关描述。

11. **经络相关**　经络之间相互存在的络属、离合出入等关系。

12. **脏腑配属**　有关经络与脏腑、器官相配属关系的描述。

13. **经穴**　有关经络系统所包含腧穴的相关描述。

14. **形态**　有关经络度量的描述。

15. **医案**　与该经络相关的治疗实例。

（九）腧穴模板

根据腧穴知识的体例结构、内容，腧穴模板设计了 11 个元数据。

1. **腧穴名**　腧穴的名称。

2. **释名**　解释腧穴的名称由来或命名依据。

3. **异名**　腧穴的其他名称。

4. **归经**　腧穴与归属经脉的关系。

5. **特性**　腧穴所特有的生理特质。

6. **定位**　关于腧穴位置及取穴方法的相关描述。

7. **功用主治**　关于腧穴的功用及主治病证的相关描述。

8. **机理**　对某一腧穴治病原理的阐述。

9. **刺灸法**　相关腧穴的刺、灸方法。

10. **宜忌**　关于腧穴刺灸宜忌及临证治法宜忌的相关

描述。

11. **医案**　与该腧穴相关的治疗实例。

（十）疗法模板

根据疗法知识的体例结构、内容，疗法模板设计了14个元数据。

1. **疗法名**　疗法的名称。

2. **出处**　关于某一疗法来源的信息。

3. **释名**　对某一疗法名称的解释。

4. **异名**　某一疗法的其他名称。

5. **类别**　某一疗法所属的类别。

6. **原理**　对某一疗法所以疗病的原理的阐述。

7. **部位**　某一疗法针对的部位。

8. **手法**　某一疗法运用和操作的方法步骤。

9. **器具**　相关器具的描述和器具的使用方法。

10. **药物**　某一疗法中配合使用的药物。

11. **功用主治**　某一疗法的功用和适应证。

12. **注意事项**　某一疗法使用中需要加以注意的问题。

13. **禁忌**　疗法使用的禁忌。

14. **误治**　记述诊疗错误以及导致的后果。

（十一）本草模板

根据本草知识的体例结构、内容，本草模板设计了32个元数据。

1. **药名**　药物的名称。

2. **出处**　关于药物来源的信息。

3. **释名**　解释药物的名称由来或命名依据。

4. **异名**　药物的其他名称。

5. **产地**　药物的出产地域。

6. **生境**　动植物药生长及矿物药形成的自然环境和它们由此所禀赋的自然之性。

7. **性味**　药物的四气五味、毒性、升降浮沉等。

8. **归经**　药物作用归属的脏腑经络。

9. **功用主治**　药物的功效和治疗的病证。

10. **药性发挥**　阐发药物性能的由来。

11. **药物形态**　有关药物形状特征的描述。

12. **品种考证**　考订药物正品及其使用历史，澄清混淆情况。

13. **辨伪**　药材正品与伪品的鉴别。

14. **质量鉴定**　药材的品质优劣和等级划分。

15. **鉴别用药**　与功用主治相似药物的区别应用。

16. **养殖栽培**　药用动物的养殖方法，药用植物的栽培方法。

17. **采收**　药物的采收时间和方法。

18. **加工炮制**　药物的修治等粗加工过程、炮制过程及炮制品名称等。

19. **贮藏**　药物的保存、收藏方法。

20. **用法**　药物的使用方法。

21. **用量**　药物使用的常规剂量及其相关分析。

22. **毒副作用**　药物的毒性与副作用。

23. **配伍应用**　药物之间的协同配合关系。

24. **配伍禁忌**　药物之间的禁忌配合关系。

25. **妊娠禁忌**　妊娠期间禁止、不宜使用的药物。

26. **食忌**　服药期间对某些食物的禁忌。

27. **宜忌**　药物使用过程中适宜、谨慎、禁忌的有关内容。

28. **解毒**　服用有毒药物后所采取的治疗措施。

29. **典故**　与该药物相关的传说或轶事。

30. **附方**　与该药物相关的方剂。

31. **医案**　与该药物相关的治疗实例。

32. **附药**　与该药物相关的其他药物。

（十二）方剂模板

根据方剂知识的体例结构、内容，方剂模板设计了 15 个元数据。

1. **方名**　方剂的名称。

2. **出处**　关于方剂来源的信息。

3. **释名**　解释方剂的名称由来或命名依据。

4. **异名**　方剂的其他名称。

5. **组成**　组成方剂的药物及其炮制方法和使用剂量（包括药物、炮制和剂量）。

6. **功用主治**　方剂的功效和治疗的病证。

7. **制法**　方剂的制作方法。

8. **用法**　方剂的服用或使用方法。

9. **加减**　方剂中药物和剂量变化的内容（包括加、减、

163

方名和功用主治）。

10. **方解**　解析方剂组成、功用原理的内容（包括药物和功用主治）。

11. **宜忌**　使用方剂时适宜、慎用、禁忌的相关内容。

12. **临证应用**　方剂的临证应用论述和举例（包括证候表现和应用）。

13. **鉴别用方**　与其他方剂的区别应用。

14. **典故**　与该方剂相关的传说或轶事。

15. **医案**　与该方剂相关的治疗实例。

（十三）病证模板

根据病证知识的体例结构、内容，病证模板设计了 19 个元数据。

1. **病证名**　疾病的名称或证候的名称。

2. **释名**　解释病证的名称由来或命名依据。

3. **异名**　病证的其他名称。

4. **病位**　疾病发生的部位，累及的脏腑、经络等。

5. **病性**　疾病的性质。

6. **病因病机**　发病的原因和病证发生、发展以及传变的机理。

7. **证候表现**　患者的症状、体征、舌象、脉象等。

8. **舌象**　证候表现中对舌象的描述。

9. **脉象**　证候表现中对脉象的描述。

10. **辨证**　对病因、病机、证候表现的综合分析和判断。

11. **鉴别诊断**　相似病证间的鉴别。

12. **治则治法** 治疗的原则和方法。

13. **方剂** 与该病证相关的方剂。

14. **腧穴** 与该病证相关的腧穴。

15. **疗法** 与该病证相关的疗法。

16. **预后** 病证发展、转归的内容。

17. **误治** 记述诊治错误以及导致的后果。

18. **宜忌** 治疗过程中需要特别加以注意和禁忌的问题。

19. **医案** 与该病证相关的治疗实例。

（十四）医案模板

根据医案知识的体例结构、内容，医案模板设计了 24 个元数据。

1. **医案名** 医案的名称。

2. **姓名** 患者的姓、名、字、号以及别称等。

3. **性别** 关于患者性别的描述。

4. **年龄** 关于患者年龄的描述。

5. **居处** 患者长期居处的环境以及关于居处环境变更等内容的描述。

6. **职业** 关于患者从事职业的描述。

7. **体质** 患者的素体禀赋。

8. **病史** 患者既往患病的情况以及此次诊疗前关于其他医生诊疗情况的记录。

9. **时令** 与当前疾病的发生发展有密切关系的时间、气候、物候等因素。

10. **病因病机** 发病的原因和病证发生、发展以及传变的机理。

11. **证候表现** 患者的症状、体征、舌象、脉象等。

12. **舌象** 医案证候中对舌象的描述。

13. **脉象** 医案证候中对脉象的描述。

14. **辨证** 对病因、病机、证候表现的综合分析和判断。

15. **鉴别诊断** 相似病证间的鉴别。

16. **治则治法** 治疗的原则和方法。

17. **方剂** 与该医案相关的方剂。

18. **腧穴** 与该医案相关的腧穴。

19. **疗法** 与该医案相关的疗法。

20. **医嘱** 医家对患者在饮食起居、药物的服用等方面的嘱咐。

21. **疗效** 对治疗效果的描述。

22. **预后** 对于患者病情发展、转归的预测。

23. **评按** 医家对该医案有感而发的评论、总结性的内容。

24. **宜忌** 治疗过程中需要特别加以注意和禁忌的问题。

（十五）中医文化模板

根据中医文化知识的体例结构、内容，中医文化模板设计了 11 个元数据。

1. **学术源流** 关于医学及其他传统文化学术渊源的叙述、考证等。

2. **天人相应** 关于人对天地自然的依循与适应关系的相关叙述。

3. **医德医风**　关于为医道德、为医风气及医学教育的相关论述。

4. **医巫关系**　关于中医与巫或中医与谶纬等内容的论述。

5. **医易关系**　关于中医与《易经》思想彼此关联、密不可分的阐述，如"医易同源"。

6. **医儒关系**　关于中医与传统儒学思想彼此关联的相关阐述。

7. **医释关系**　关于中医与佛学思想彼此关联的相关论述。

8. **医道关系**　关于中医与道家思想彼此关联的相关论述。

9. **中医典故**　关于中医药和中医医家的经典医事及传说的叙述。

10. **医家轶事**　关于中医医家生活趣闻、奇谈逸事的叙述。

11. **医事制度**　关于古代历朝历代对医事制度、医学教育约定、规范的相关描述。

二、解析标引示范

（一）生命类

例1：《内经》十二官论（《医贯》卷一玄元肤论）[1]
【原文】

或问心既非主，而君主又是一身之要，然则主果何物耶？何形耶？何处安顿耶？余曰：悉乎问也！若有物可指，有形可见，人皆得而知之矣。惟其无形与无物也，故自古圣贤因心立论，而卒不能直指其实。孔门之一贯，上继"精一""执中"之统，惟曾子、子贡得其传。然而二子俱以心悟，而非言传也。若以言传，当时门人之所共闻，不应复有何谓之问也。后来子思衍其传而作《中庸》，天命之性，以"中"为大本，而终于无声无臭。孟子说：不动心有道，而根于浩然之气。及问浩然之气，而又曰难言也。老氏《道德经》云："谷神不死，是为玄牝。玄牝之门，造化之根。"又曰："恍恍惚惚，其中有物。"佛氏《心经》云："空中无色，无受、想、形、识，无眼、耳、鼻、舌、身、意。"又曰："万法归一。""一"归何处？夫"一"也，"中"也，"性"也，"浩然"也，"玄牝"也，"空"中也，皆虚名也，不得已而强名之也。立言之士，皆可以虚名著论。至于行医济世，将以何味的为君主之药，而可以纲维一身之疾病耶？余一日遇一高僧问之："自心是佛，佛在胸中也？"僧曰："非也。在胸中者是肉团心，有一真如心是佛。"又问僧曰："真如心有何形状？"僧曰："无形。"余又问："在何处安寄？"僧曰："想在下边。"余曰："此可几于道矣。"因与谈《内经》诸书及《铜人图》，豁然超悟，唯唯而退。

【解析标引】

附表 1　中医文化模板

元数据	内容
医儒关系	孔门之一贯。上继"精一""执中"之统，惟曾子、子贡得其传。然而二子俱以心悟，而非言传也。若以言传，当时门人之所共闻，不应复有何谓之问也。后来子思衍其传而作《中庸》，天命之性，以"中"为大本，而终于无声无臭。孟子说：不动心有道，而根于浩然之气。及问浩然之气，而又曰难言也。

元数据	内容
医道关系	老氏《道德经》云:"谷神不死,是为玄牝。玄牝之门,造化之根。"又曰:"恍恍惚惚,其中有物。"
医释关系	佛氏《心经》云:"空中无色,无受、想、形、识,无眼、耳、鼻、舌、身、意。"又曰:"万法归一。""一"归何处?夫"一"也,"中"也,"性"也,"浩然"也,"玄牝"也,"空"中也,皆虚名也,不得已而强名之也。立言之士,皆可以虚名著论。至于行医济世,将以何味的为君主之药,而可以纲维一身之疾病耶?
医家轶事	余一日遇一高僧问之:"自心是佛,佛在胸中也?"僧曰:"非也。在胸中者是肉团心,有一真如心是佛。"又问僧曰:"真如心有何形状?"僧曰:"无形。"余又问:"在何处安寄?"僧曰:"想在下边。"余曰:"此可几于道矣。"因与谈《内经》诸书及《铜人图》,豁然超悟,唯唯而退。

例2:李东垣药类法象(《医旨绪余》下卷)[2]

【原文】

五方之正气味(制方用药附)

东方甲风乙木,其气温,其味甘,在人以肝、胆应之。

南方丙热丁火,其气热,其味辛,在人以心、小肠、三焦、包络应之。

中央戊湿,其本气平,其兼气温、凉、寒、热,在人以胃应之。

中央己土,其本味咸,其兼味辛、甘、酸、苦,在人以脾应之。

西方庚燥辛金,其气凉,其味酸,在人以肺、大肠应之。

北方壬寒癸水,其气寒,其味苦,在人以肾、膀胱应之。

【解析标引】

附表2　阴阳五行模板

元数据	内容
五方	东方
五行属性	东方甲风乙木，其气温，其味甘，在人以肝、胆应之。
五方	南方
五行属性	南方丙热丁火，其气热，其味辛，在人以心、小肠、三焦、包络应之。
五方	中央
五行属性	中央戊湿，其本气平，其兼气温、凉、寒、热，在人以胃应之。 中央己土，其本味咸，其兼味辛、甘、酸、苦，在人以脾应之。
五方	西方
五行属性	西方庚燥辛金，其气凉，其味酸，在人以肺、大肠应之。
五方	北方
五行属性	北方壬寒癸水，其气寒，其味苦，在人以肾、膀胱应之。

例3：问十二经脏腑命名之义（《医旨绪余》上卷）[2]

【原文】

生生子曰：此圣人观数于物而名之也。按《尔雅》曰：心，纤也。灵识纤微，无物不贯心也。《厄言》曰：心者，深也。为之君主，神明出焉，深居端拱，而相火代之以行事也。肺者，莋也。莋莋然而居乎其上，为五脏之华盖也。又云：肺，勃也，言其气勃郁也。脾者，裨也。所以为胃行水谷，而裨助乎四脏也。又脾属土，天高而地下，尊卑之义也。肾者，神也。神也者，妙万物而为言者也，为作强之官，技巧出焉，妙万物者也。

又肾者，引也。肾属水，主引水气灌注诸脉也。肝者，干也。属木，象木枝干也。为将军之官，谋虑出焉，所以干事也。

【解析标引】

附表3　藏象模板

元数据	内容
名称	心
功能	《尔雅》曰：心，纤也。灵识纤微，无物不贯心也。《厄言》曰：心者，深也。为之君主，神明出焉，深居端拱，而相火代之以行事也。
名称	肺
功能	肺者，莈也。莈莈然而居乎其上，为五脏之华盖也。又云：肺，勃也，言其气勃郁也。
名称	脾
功能	脾者，裨也。所以为胃行水谷，而裨助乎四脏也。又脾属土，天高而地下，尊卑之义也。
名称	肾
功能	肾者，神也。神也者，妙万物而为言者也，为作强之官，技巧出焉，妙万物者也。又肾者，引也。肾属水，主引水气灌注诸脉也。
名称	肝
功能	肝者，干也。属木，象木枝干也。为将军之官，谋虑出焉，所以干事也。

例4：论汗不可纯作血，当以气看为妥（《医旨绪余》上卷）[2]

【原文】

生生子曰：《灵枢经》云：汗者，心之液。又曰：夺汗者无血，夺血者无汗。故今人多认汗为心血也。愚谓五脏皆有汗，不独心有之也。《经脉别论篇》曰：饮食饱甚，汗出于胃。惊而夺精，汗出于心。持重远行，汗出于肾。疾走恐惧，汗出于肝。摇体劳苦，汗出于脾。夫汗，不过一气而已。此气者，乃五谷之精气，静则化而为血，以养生身（《灵枢经》曰：血者，神气也，血之与气，异名而同类焉），扰则越而为汗（不待化而气先发越也）。《易》曰：地气上而为云，天气下而为雨。《阴阳应象大论》篇曰：阳之汗，以天地之雨名之。

【解析标引】

附表4　精气神模板

元数据	内容
名称	汗
类型	津液
化生	生生子曰：《灵枢经》云：汗者，心之液。又曰：夺汗者无血，夺血者无汗。故今人多认汗为心血也。愚谓五脏皆有汗，不独心有之也。《经脉别论篇》曰：饮食饱甚，汗出于胃。惊而夺精，汗出于心。持重远行，汗出于肾。疾走恐惧，汗出于肝。摇体劳苦，汗出于脾。夫汗，不过一气而已。此气者，乃五谷之精气，静则化而为血，以养生身（《灵枢经》曰：血者，神气也，血之与气，异名而同类焉），扰则越而为汗（不待化而气先发越也）。《易》曰：地气上而为云，天气下而为雨。《阴阳应象大论》篇曰：阳之汗，以天地之雨名之。

例5：阴阳二十五人第六十四（《灵枢经》卷之九）[3]

【原文】

火形之人，比于上徵，似于赤帝。其为人赤色，广脱，锐面小头，好肩背髀腹，小手足，行安地，疾行摇肩，背肉满，有气轻财，少信多虑，见事明，好颜，急心，不寿暴死。能春夏不能秋冬，秋冬感而病生手少阴，核核然。质徵之人，比于左手太阳，太阳之上肌肌然。少徵之人，比于右手太阳，太阳之下慆慆然。右徵之人，比于右手太阳，太阳之上鲛鲛然。质判之人，比于左手太阳，太阳之下支支颐颐然。

【解析标引】

附表5　体质模板

元数据	内容
名称	火形之人
属性	比于上徵，似于赤帝。
生理特征	其为人赤色，广䑛，锐面小头，好肩背髀腹，小手足，行安地，疾行摇肩，背肉满，有气轻财，少信多虑，见事明，好颜，急心，不寿暴死。
病理特征	能春夏不能秋冬，秋冬感而病生手少阴，核核然。
类别	质徵之人，比于左手太阳，太阳之上肌肌然。少徵之人，比于右手太阳，太阳之下慆慆然。右徵之人，比于右手太阳，太阳之上鲛鲛然。质判之人，比于左手太阳，太阳之下支支颐颐然。

例6：通天第七十二（《灵枢经》卷之十）[3]

【原文】

阴阳和平之人，其阴阳之气和，血脉调。谨诊其阴阳，视其邪正，安容仪，审有余不足，盛则泻之，虚则补之，不盛不虚以经取之。

【解析标引】

附表6　体质模板

元数据	内容
名称	阴阳和平之人
生理特征	其阴阳之气和，血脉调。
治法	谨诊其阴阳，视其邪正，安容仪，审有余不足，盛则泻之，虚则补之，不盛不虚以经取之。

（二）养生类

例1：按摩法第四（《备急千金要方》卷第二十七养性）[4]

【原文】

天竺国按摩。此是婆罗门法。

两手相捉扭捩，如洗手法；两手浅相叉，翻覆向胸；两手相捉共按胫，左右同；两手相重，按䏶，徐徐捩身，左右同；以手如挽五石力弓，左右同；作拳向前筑，左右同；如拓石法，左右同；作拳却顿，此是开胸，左右同；大坐，斜身偏敧如排山，左右同；两手抱头，宛转䏶上，此是抽胁；两手据地，缩身曲脊，向上三举；以手反捶背上，左右同；大坐，伸两脚，即以一脚向前虚掣，左右同；两手拒地，回顾，此是虎视法，左右同；立地反拗，身三举；两手急相叉，以脚踏手中，左右同；起立，以脚前后虚踏，左右同；大坐，伸两脚，用当相手勾所伸脚，着膝中，以手按之，左右同。上十八势，但是老人日别能依此三遍者，一月后百病除，行及奔马，补益延年，能食，眼明轻健，不复疲乏。

【解析标引】

附表7　养生模版

元数据	内容
名称	天竺国按摩
出处	此是婆罗门法
类别	针灸按摩

元数据	内容
方法	两手相捉扭捩，如洗手法；两手浅相叉，翻覆向胸；两手相捉共按胫，左右同；两手相重，按髀，徐徐捩身，左右同；以手如挽五石力弓，左右同；作拳向前筑，左右同；如拓石法，左右同；作拳却顿，此是开胸，左右同；大坐，斜身偏敧如排山，左右同；两手抱头，宛转髀上，此是抽胁；两手据地，缩身曲脊，向上三举；以手反捶背上，左右同；大坐，伸两脚，即以一脚向前虚掣，左右同；两手拒地，回顾，此是虎视法，左右同；立地反拗，身三举；两手急相叉，以脚踏手中，左右同；起立，以脚前后虚踏，左右同；大坐，伸两脚，用当相手勾所伸脚，着膝中，以手按之，左右同。
功用主治	上十八势，但是老人日别能依此三遍者，一月后百病除，行及奔马，补益延年，能食，眼明轻健，不复疲乏。

例2：服食法第六（《备急千金要方》卷第二十七养性）[4]

【原文】

论曰：凡人春服小续命汤五剂，及诸补散各一剂；夏大热，则服肾沥汤三剂；秋服黄芪等九一二剂；冬服药酒两三剂，立春日则止。此法终身常尔，则百病不生矣。俗人见浅，但知钩吻之杀人，不信黄精之益寿，但识五谷之疗饥，不知百药之济命，但解施泻以生育，不能秘固以颐养，故有服饵方焉。邵愔曰：夫欲服食，当寻性理所宜，审冷暖之适，不可见彼得力，我便服之。初御药，皆先草木，次石，是为将药之大较也。所谓精粗相代，阶粗以至精者也。夫人从少至长，体习五谷，卒不可一朝顿遗之。凡服药物，为益迟微，则无充饥之验，然积年不已，方能骨髓填实，五谷惧然而自断。今人多望朝夕之效，求目下之应，腑脏未充，便以绝粒，谷气始除，药未有用，又将御女，形神与俗无别，以此致弊，胡不怪哉？服饵大体，皆有次第。不知其术者，非止交有所损，卒亦不得其力。故服饵大法，必先去三虫。三虫既去，次服草药，好得药力，次服木药，好得力，讫，次服石药，依此次第，及得遂其药性，庶事安稳，可以延龄矣。

去三虫方

生地黄汁三斗，东向灶苇火煎三沸，内清漆二升，以荆匕搅之，日移一尺，内真丹三两，复移一尺，内瓜子末三升，复移一尺，内大黄末三两，微火勿令焦，候之可丸，先食服如梧子大一九，日三。浊血下鼻中，三十日诸虫皆下，五十日百病愈，面色有光泽。

【解析标引】

附表8　养生模版

元数据	内容
名称	服食
类别	药物养生
理论	论曰：凡人春服小续命汤五剂，及诸补散各一剂；夏大热，则服肾沥汤三剂；秋服黄芪等丸一二剂；冬服药酒两三剂，立春日则止。此法终身常尔，则百病不生矣。俗人见浅，但知钩吻之杀人，不信黄精之益寿，但识五谷之疗饥，不知百药之济命，但解施泻以生育，不能秘固以颐养，故有服饵方焉。郄愔曰：夫欲服食，当寻性理所宜，审冷暖之适，不可见彼得力，我便服之。

元数据	内容
方法	初御药，皆先草木，次石，是为将药之大较也。所谓精粗相代，阶粗以至精者也。夫人从少至长，体习五谷，卒不可一朝顿遗之。凡服药物，为益迟微，则无充饥之验，然积年不已，方能骨髓填实，五谷惧然而自断。今人多望朝夕之效，求目下之应，腑脏未充，便以绝粒，谷气始除，药未有用，又将御女，形神与俗无别，以此致弊，胡不怪哉？服饵大体，皆有次第。不知其术者，非止交有所损，卒亦不得其力。故服饵大法，必先去三虫。三虫既去，次服草药，好得药力，次服木药，好得力，讫，次服石药，依此次第，及得遂其药性，庶事安稳，可以延龄矣。

附表9 方剂模版

元数据	内容
方名	去三虫方
组成	生地黄汁三斗，东向灶苇火煎三沸，内清漆二升，以荆匕搅之，日移一尺，内真丹三两，复移一尺，内瓜子末三升，复移一尺，内大黄末三两。
组成明细	药名　　　炮制　　　剂量 生地黄汁　　　　　　三斗 清漆　　　　　　　　二升 真丹　　　　　　　　三两 瓜子末　　　　　　　三升 大黄末　　　　　　　三两
功用主治	浊血下鼻中，三十日诸虫皆下，五十日百病愈，面色有光泽。
制法	生地黄汁三斗，东向灶苇火煎三沸，内清漆二升，以荆匕搅之，日移一尺，内真丹三两，复移一尺，内瓜子末三升，复移一尺，内大黄末三两，微火勿令焦，候之可丸。
用法	先食服如梧子大一丸，日三。

例3：食饮以宜（《寿世青编》卷上）[5]

【原文】

饮食之宜，当候已饥而进食，食不厌细嚼，仍候焦渴而引饮，饮不厌细呷。毋待饥甚而食，食勿过饱。时觉渴甚而饮，饮勿过多。

【解析标引】

附表10　养生模版

元数据	内容
名称	食饮以宜
类别	饮食养生
方法	饮食之宜，当候已饥而进食，食不厌细嚼，仍候焦渴而引饮，饮不厌细呷。
禁忌	毋待饥甚而食，食勿过饱。时觉渴甚而饮，饮勿过多。

例4：性气好嗜第四（《寿亲养老新书》卷之一）[6]

【原文】

养老之法，凡人平生为性，各有好嗜之事，见即喜之。有好书画者，有好琴棋者，有好赌扑者，有好珍奇者，有好药饵者，有好禽鸟者，有好古物者，有好佛事者，有好丹灶者。人之僻好，不能备举。但以其平生偏嗜之物，时为寻求，择其精绝者，布于左右，使其喜爱玩悦不已。老人衰倦，无所用心，若只令守家孤坐，自成滞闷。今见所好之物，自然用心于物上，日日看承戏玩，自以为乐。虽有劳倦咨煎，性气自然减可。

【解析标引】

附表 11　养生模版

元数据	内容
名称	养老之法
类别	娱乐养生
方法	养老之法，凡人平生为性，各有好嗜之事，见即喜之。有好书画者，有好琴棋者，有好赌扑者，有好珍奇者，有好药饵者，有好禽鸟者，有好古物者，有好佛事者，有好丹灶者。人之僻好，不能备举。但以其平生偏嗜之物，时为寻求，择其精绝者，布于左右，使其喜爱玩悦不已。
理论	老人衰倦，无所用心，若只令守家孤坐，自成滞闷。今见所好之物，自然用心于物上，日日看承戏玩，自以为乐。虽有劳倦咨煎，性气自然减可。

例5：四气调神大论篇第二（《黄帝内经素问》卷第一）[7]

【原文】

春三月，此谓发陈，天地俱生，万物以荣，夜卧早起，广步于庭，被发缓形，以使志生，生而勿杀，予而勿夺，赏而勿罚。此春气之应，养生之道也。逆之则伤肝，夏为寒变，奉长者少。

【解析标引】

附表 12　养生模版

元数据	内容
名称	四时养生
类别	起居养生

元数据	内容
方法	夜卧早起，广步于庭，被发缓形，以使志生，生而勿杀，予而勿夺，赏而勿罚。此春气之应，养生之道也。
理论	春三月，此谓发陈，天地俱生，万物以荣。
宜忌	逆之则伤肝，夏为寒变，奉长者少。

（三）诊法类

例1：气色脉象合参（《望诊遵经》上卷）[8]

【原文】

　　既讲声音合参之旨，当明脉象合参之诊。《灵枢》曰：色脉形肉，不得相失。色青者其脉弦，赤者其脉钩，黄者其脉代，白者其脉毛，黑者其脉石。见其色而不得其脉，反得其相胜之脉，则死矣。得其相生之脉，则病已矣。夫所谓相胜相生者，何也。脉胜色，色胜脉，谓之相胜。脉生色，色生脉，谓之相生。五色五脉，合之五行生克，可类推也。假令色青，其脉当弦。今见青色而不得弦脉，反得毛脉者，脉胜色也，得代脉者，色胜脉也，此相胜之谓也。得石脉者，脉生色也。得钩脉者，色生脉也。此相生之谓也。

【解析标引】

附表13　诊法模版

元数据	内容
名称	气色脉象合参
类别	四诊合参

元数据	内容
征象	既讲声音合参之旨，当明脉象合参之诊。《灵枢》曰：色脉形肉，不得相失。色青者其脉弦，赤者其脉钩，黄者其脉代，白者其脉毛，黑者其脉石。见其色而不得其脉，反得其相胜之脉，则死矣。得其相生之脉，则病已矣。
原理	夫所谓相胜相生者，何也。脉胜色，色胜脉，谓之相胜。脉生色，色生脉，谓之相生。五色五脉，合之五行生克，可类推也。假令色青，其脉当弦。今见青色而不得弦脉，反得毛脉者，脉胜色也，得代脉者，色胜脉也，此相胜之谓也。得石脉者，脉生色也。得钩脉者，色生脉也。此相生之谓也。

例2：五色交错合参（《望诊遵经》）[8]

【原文】

窃谓五色交错，有分见者焉，有间见者焉，生克于是乎推，吉凶以此而断。所谓分见者，六部之色，彼此不同也。如青赤分见，赤黄分见，黄白分见，白黑分见，黑青分见，此色之相生者也。青黄分见，黄黑分见，黑赤分见，赤白分见，白青分见，此色之相克者也。所谓间见者，五色之着，彼此相乘也。如青赤间见，赤黄间见，黄白间见，白黑间见，黑青间见，此色之相生者也。青黄间见，黄黑间见，黑赤间见，赤白间见，白青间见，此色之相克者也。凡相生者顺，相克者逆，然皆各有浅深，则亦各有虚实，是必察其泽夭，而后决其成败。倘色夭不泽，虽相生亦难调治，色泽不夭，虽相克亦可救疗。要在合乎四时，参以十法而明辨之，毋致按图索骥也可。

【解析标引】

附表 14　诊法模版

元数据	内容
名称	望色
类别	望诊
原理	窃谓五色交错，有分见者焉，有间见者焉，生克于是乎推，吉凶以此而断。所谓分见者，六部之色，彼此不同也。
征象	如青赤分见，赤黄分见，黄白分见，白黑分见，黑青分见，此色之相生者也。青黄分见，黄黑分见，黑赤分见，赤白分见，白青分见，此色之相克者也。所谓间见者，五色之着，彼此相乘也。如青赤间见，赤黄间见，黄白间见，白黑间见，黑青间见，此色之相生者也。青黄间见，黄黑间见，黑赤间见，赤白间见，白青间见，此色之相克者也。
预后	凡相生者顺，相克者逆，然皆各有浅深，则亦各有虚实，是必察其泽夭，而后决其成败。倘色夭不泽，虽相生亦难调治，色泽不夭，虽相克亦可救疗。要在合乎四时，参以十法而明辨之，毋致按图索骥也可。

例 3：嗅法（《形色外诊简摩》卷下）[9]

【原文】

人病尸臭不可近者死。《脉经》……唾腥，吐涎沫者，将为肺痈也。

【解析标引】

附表 15　诊法模版

元数据	内容
名称	嗅法
类别	闻诊

元数据	内容
征象	唾腥，吐涎沫者。
主病	将为肺痈也。
预后	人病尸臭不可近者死。

例4：闻法（《形色外诊简摩》卷下）[9]

【原文】

谵语者，言语谬妄，非常所见也，邪热乱其神明故也。胃中热浊上蒸包络。有燥屎，有瘀血，有凝痰，有血热，热入血室，皆有余之证，下之清之而愈，宜养津液、疏心包络。

【解析标引】

附表16 诊法模版

元数据	内容
名称	闻法
类别	闻诊
征象	谵语者，言语谬妄，非常所见也。
原理	邪热乱其神明故也（胃中热浊上蒸包络）。有燥屎，有瘀血，有凝痰，有血热，热入血室，皆有余之证。下之清之而愈，宜养津液、疏心包络。

例5：问法（《形色外诊简摩》卷下）[9]

【原文】

一问寒热二问汗，三问头身四问便，五问饮食六问胸，七聋八渴俱当辨。景岳八问。凡诊病必先问是何人，或男或女，或老或幼，或婢妾僮仆，问而不答，必是耳聋，须询其左右，平素何如，否则病久，或汗下所致。诊妇人，必先问月信何如，寡妇气血凝涩，两尺多滑，不可误以为胎，室女亦有之。

附表17　诊法模版

元数据	内容
名称	问法
类别	问诊
方法	一问寒热二问汗，三问头身四问便，五问饮食六问胸，七聋八渴俱当辨（景岳八问）。凡诊病必先问是何人，或男或女，或老或幼，或婢妾僮仆，问而不答，必是耳聋，须询其左右，平素何如，否则病久，或汗下所致。诊妇人，必先问月信何如，寡妇气血凝涩，两尺多滑，不可误以为胎，室女亦有之。

例6：辨涩脉（《诊脉三十二辨》）[10]

【原文】

涩，阴金也，如雨沾沙，如刀刮竹，往来极难曰涩。涩为气有余，气盈则血少，荣卫不相随，故脉来蹇滞，肺则宜此。病之所主，复中气结。内则血痹痛，外则中雾露毒。浮涩表恶寒，沉涩里燥涸，寸涩液不足，关涩血不足，尺涩精不足，必艰于嗣。又女人有孕，为胎痛不安，或胎漏，无胎为败血。

【解析标引】

附表18　诊法模版

元数据	内容
名称	辨涩脉
类别	脉诊
征象	涩，阴金也，如雨沾沙，如刀刮竹，往来极难曰涩。
原理	涩为气有余，气盈则血少，荣卫不相随，故脉来蹇滞，肺则宜此。

元数据	内容
主病	病之所主，复中气结。内则血痹痛，外则中雾露毒。浮涩表恶寒，沉涩里燥涸，寸涩液不足，关涩血不足，尺涩精不足，必艰于嗣。又女人有孕，为胎痛不安，或胎漏，无胎为败血。

例7：妇人脉法（《诊家枢要》）[11]

【原文】

妇人女子，尺脉常盛，而右手大，皆其常也。若肾脉微涩或左手关后尺内脉浮，或肝脉沉而急，或尺脉滑而断绝不匀，皆经闭不调之候也。……凡女人天癸未行之时属少阴，既行属厥阴，已绝属太阴，胎产之病从厥阴。凡妇人室女病寒，及诸寒热气滞，须问经事若何。

【解析标引】

附表19　诊法模版

元数据	内容
名称	平脉
类别	脉诊
征象	妇人女子，尺脉常盛，而右手大。
主病	皆其常也。

元数据	内容
名称	病脉
类别	脉诊
征象	若肾脉微涩或左手关后尺内脉浮，或肝脉沉而急，或尺脉滑而断绝不匀。
主病	皆经闭不调之候也。

元数据	内容
名称	问经带
类别	问诊
诊候	凡妇人室女病寒，及诸寒热气滞，须问经事若何。
原理	凡女人天癸未行之时属少阴，既行属厥阴，已绝属太阴，胎产之病从厥阴。

（四）针灸类

例1：偃伏第二行左右十四穴（《针灸资生经》第一）[12]

【原文】

曲差二穴，在神庭两旁寸半入发际。针三分，灸三壮。

五处二穴，在上星两旁寸半。针三分，留七呼，灸三壮。《明》云：五壮止。

承光二穴，在五处后寸半。针三分，禁灸。忌同。《明》云：在五处后二寸。《素》注云：一寸。

通天二穴，在承光后寸半。针三分，留七呼，灸三壮。

络却二穴，一名强阳，又名脑盖。在通天后寸半。灸三壮。《素》注云：刺三分，留五呼。

玉枕二穴，在络却后寸半。《明》上、下云：七分半。夹脑户脑户在强间后寸半旁寸三分起肉，枕骨入发际上三寸。灸三壮。《明》云：针三分。《素》注云：留三呼。《甲乙经》云二分。

《铜人》云玉枕在络却后一寸半，《明堂》上、下经皆云七分半。若以《铜人》为误，则"足太阳穴"亦同；若以《明堂》为误，不应上、下经皆误也（小本《明堂》亦同）。予按《素问》注云：玉枕在络却后七分，则与《明堂》之七分半相去不远矣。固当从《素问》为准。然而，玉枕二穴既夹脑户矣，不应止七分则至于脑盖也。《铜人》之一寸半盖有说焉。识者当有以辨之（今以诸经校勘，在络却后寸半者是）。

天柱二穴，夹项后发际，大筋外廉陷中。针五分，得气即泻。《明》云：二分，留三呼，泻五吸，灸不及针，日七壮，至百五。忌同。《下》云三壮。《素注》云：刺二分。

眉冲二穴，一名小竹，当两眉头直上入发际是。疗目五般痛，头痛鼻塞。不灸，通针三分《明上》。

《明堂》上经有眉冲穴，而《铜人经》无之。理目五般痛，头痛鼻塞等疾所不可废者，其穴与曲差相近，故附于此。

【解析标引】

附表20　腧穴模板

元数据	内容
腧穴名	曲差
定位	在神庭两旁寸半入发际。
刺灸法	针三分，灸三壮。

附表21　腧穴模板

元数据	内容
腧穴名	五处
定位	在上星两旁寸半。
刺灸法	针三分，留七呼，灸三壮。《明》云：五壮止。

附表22　腧穴模板

元数据	内容
腧穴名	承光
定位	在五处后寸半。##《明》云：在五处后二寸。《素》注云：一寸。
刺灸法	针三分。
宜忌	禁忌。#忌生冷、鸡、猪、羊、酒、面动风等物。

说明：对于"忌同"的处理，因为对古籍进行解析后，在检索者进行检索不能直接看到上文中的禁忌，故需要用剪贴板把上文中的禁忌复制，代替"忌同"填入相应的表格内，其余相同情况皆仿此处理。

附表23　腧穴模板

元数据	内容
腧穴名	通天
定位	在承光后寸半。
刺灸法	针三分，留七呼，灸三壮。

附表24　腧穴模板

元数据	内容
腧穴名	络却
异名	一名强阳，又名脑盖。
定位	在通天后寸半。
刺灸法	灸三壮。《素》注云：刺三分，留五呼。

附表25　腧穴模板

元数据	内容
腧穴名	玉枕
定位	在络却后寸半（《明》上、下云：七分半）。夹脑户（脑户在强间后寸半）旁寸三分起肉，枕骨入发际上三寸。
刺灸法	灸三壮。《明》云：针三分。《素》注云：留三呼。《甲乙经》云二分。

附表26 腧穴模板

元数据	内容
腧穴名	天柱
定位	夹项后发际，大筋外廉陷中。
刺灸法	针五分，得气即泻。《明》云：二分，留三呼，泻五吸，灸不及针，日七壮，至百五。忌同。《下》云三壮。《素》注云：刺二分。
宜忌	忌生冷，鸡、猪、羊、酒、面动风等物。

附表27 腧穴模板

元数据	内容
腧穴名	眉冲
异名	一名小竹。
定位	当两眉头直上入发际是。
功用主治	疗目五般痫，头痛鼻塞。
刺灸法	通针三分（《明上》）。不灸。

例2：手少阳三焦经左右凡二十四穴（《铜人腧穴针灸图经》卷下）[13]

【原文】

阳池二穴，一名别阳。在手表腕上陷中。手少阳脉之所过也，为原。治寒热疟，或因折伤手腕捉物不得，肩臂痛不得举。针入二分，留三呼，不可灸。慎生冷物等。

外关二穴，手少阳络。在腕后二寸陷中。治肘臂不得屈伸，手五指尽痛不能握物，耳聋无所闻。可灸三壮，针入三分，留七呼。

支沟二穴，火也。在腕后三寸两骨之间陷中。手少阳脉之所行也，为经。治热病汗不出，肩臂酸重，胁腋痛，四肢不举，霍乱呕吐，口噤不开，暴哑不能言。可灸二七壮，针入二分。慎酒、面、生冷、猪、鱼物等。

【解析标引】

附表28　腧穴模板

元数据	内容
腧穴名	阳池
异名	别阳
定位	在手表腕上陷中。
归经	手少阳脉
特性	原穴
功用主治	治寒热疟，或因折伤手腕捉物不得，肩臂痛不得举。
刺灸法	针入二分，留三呼。
宜忌	不可灸。慎生冷物等。

附表29　腧穴模板

元数据	内容
腧穴名	外关
归经	手少阳
特性	络穴
定位	在腕后二寸陷中。
功用主治	治肘臂不得屈伸，手五指尽痛不能握物，耳聋无所闻。
刺灸法	可灸三壮，针入三分，留七呼。

附表30　腧穴模板

元数据	内容
腧穴名	支沟
特性	火也。##手少阳脉之所行也，为经。

元数据	内容
定位	在腕后三寸两骨之间陷中。
归经	手少阳脉
功用主治	治热病汗不出，肩臂酸重，胁腋痛，四肢不举，霍乱呕吐，口噤不开，暴哑不能言。
刺灸法	可灸二七壮，针入二分。
宜忌	慎酒、面、生冷、猪、鱼物等。

例3：十二经脉络脉支别第一（上）（《针灸甲乙经》卷之二)[14]

【原文】

肺手太阴之脉，起于中焦，下络大肠，还循胃口，上膈属肺，从肺系横出腋下，下循臑内，行少阴、心主之前，下肘中，循臂内上骨下廉，入寸口，上鱼，循鱼际，出大指之端。其支者，从腕后直出次指内廉，出其端。是动则病肺胀满，膨膨而喘咳，缺盆中痛，甚则交两手而瞀音务，又音茂，是谓臂厥。是主肺所生病者：咳，上气，喘喝，烦心，胸满，臑音如臂内前廉痛厥，掌中热。气盛有余则肩背痛，风寒，汗出中风，小便数而欠；气虚则肩背痛寒，少气不足以息，溺色变一云卒遗矢无度，为此诸病。凡十二经之病，盛则泻之，虚则补之，热则疾之，寒则留之，陷下则灸之，不盛不虚，以经取之。盛者则寸口大三倍于人迎，虚者则寸口反小于人迎也。

附表31　经络模板

元数据	内容
名称	手太阴肺经
循行	起于中焦，下络大肠，还循胃口，上膈属肺，从肺系横出腋下，下循臑内，行少阴、心主之前，下肘中，循臂内上骨下廉，入寸口，上鱼，循鱼际，出大指之端。其支者，从腕后直出次指内廉，出其端。
主病	是动则病肺胀满，膨膨而喘咳，缺盆中痛，甚则交两手而瞀（音务，又音茂），是谓臂厥。是主肺所生病者：咳，上气，喘喝，烦心，胸满，臑（音如）臂内前廉痛厥，掌中热。气盛有余则肩背痛，风寒，汗出中风，小便数而欠；气虚则肩背痛寒，少气不足以息，溺色变（一云卒遗矢无度）。为此诸病。
治则治法	凡十二经之病，盛则泻之，虚则补之，热则疾之，寒则留之，陷下则灸之，不盛不虚，以经取之。
脉象	盛者则寸口大三倍于人迎，虚者则寸口反小于人迎也。

例4：手足阴阳流注（《针灸聚英》一卷）[15]

【原文】

三阴谓太阴、厥阴、少阴。三阳谓阳明、太阳、少阳也。人两手足各有三阴、三阳脉，合为十二经也详见《脉诀》。谓之经者，以血气流行，经常不息而言。谓之脉者，以血理分衺行体者而言也衺音谋，言相去也。

【解析标引】

附表32　经络模板

元数据	内容
类别	阴经
释名	三阴谓太阴、厥阴、少阴。

元数据	内容
类别	阳经
释名	三阳谓阳明、太阳、少阳也。
类别	经
释名	以血气流行，经常不息而言。
类别	脉
释名	以血理分衺行体者而言也。

例5：阴维脉穴（《针灸聚英》一卷）[15]

【原文】

阴维脉穴

阴维，维于阴，其脉起于诸阴之交。若阴不能维于阴，则怅然失志。其脉气所发者：阴维之郄，名曰筑宾，与足太阴会于腹哀、大横，又与足太阴、厥阴会于府舍、期门，与任脉会于天突、廉泉。《难经》云：阴维为病，苦心痛。此阴维脉气所发，凡十二穴。

筑宾内踝上　腹哀日月下　大横腹哀下　府舍腹结下　期门乳上　天突结喉下　廉泉结喉上

以上穴，苦心痛者刺之。

【解析标引】

附表33　经络模板

元数据	内容
类别	阴维脉
释名	阴维，维于阴。
循行	其脉起于诸阴之交。

元数据	内容
主病	若阴不能维于阴，则怅然失志。##《难经》云：阴维为病，苦心痛。
流注	其脉气所发者：阴维之郄，名曰筑宾。
经络相关	与足太阴会于腹哀、大横，又与足太阴、厥阴会于府舍、期门，与任脉会于天突、廉泉。
经穴	此阴维脉气所发，凡十二穴。 筑宾（内踝上） 腹哀（日月下） 大横（腹哀下） 府舍（腹结下） 期门（乳上） 天突（结喉下） 廉泉（结喉上）
功用主治	以上穴，苦心痛者刺之。

例6：迎随补泻法（《针灸集书》卷之上）[16]

【原文】

能知迎随可令调之，调气之方必别阴阳。阴阳者，知荣卫之流，行逆顺经脉往来始终。凡用针，顺经而刺之谓之补；迎针而夺之谓之泻。放而夺之安得无虚，随而取之安得无实。此谓迎随补泄之法也。

【解析标引】

附表34 疗法模板

元数据	内容
名称	迎随补泻法
类别	针灸疗法
原理	能知迎随可令调之，调气之方必别阴阳。阴阳者，知荣卫之流，行逆顺经脉往来始终。##放而夺之安得无虚，随而取之安得无实。

例7：针灸禁忌第一（上）（《针灸甲乙经》卷之五）[14]

【原文】

冬刺夏分，病不愈，令人气上，发为诸痹。冬刺秋分，病不愈，令人善渴。

正月、二月、三月，人气在左，无刺左足之阳；四月、五月、六月，人气在右，无刺右足之阴；七月、八月、九月，人气在右，无刺右足之阴；十月、十一月、十二月，人气在左，无刺左足之阴。

刺法曰：无刺熇熇之热，无刺漉漉之汗，无刺浑浑音魂之脉，无刺病与脉相逆者。上工刺其未生者也，其次刺其未成者也，其次刺其已衰者也。下工刺其方袭者，与其形之盛者，与其病之与脉相逆者也。故曰：方其盛也，勿敢毁伤，刺其已衰，事必大昌。故曰：上工治未病，不治已病。

大寒无刺，大温无凝。月生无泻，月满无补，月郭空无治。

【解析标引】

附表35　疗法模板

元数据	内容
误治	冬刺夏分，病不愈，令人气上，发为诸痹。冬刺秋分，病不愈，令人善渴。
注意事项	正月、二月、三月，人气在左，无刺左足之阳；四月、五月、六月，人气在右，无刺右足之阴；七月、八月、九月，人气在右，无刺右足之阴；十月、十一月、十二月，人气在左，无刺左足之阴。
禁忌	刺法曰：无刺熇熇之热，无刺漉漉之汗，无刺浑浑（音魂）之脉，无刺病与脉相逆者。##大寒无刺，大温无凝。月生无泻，月满无补，月郭空无治。

元数据	内容
原理	上工刺其未生者也，其次刺其未成者也，其次刺其已衰者也。下工刺其方袭者，与其形之盛者，与其病之与脉相逆者也。故曰：方其盛也，勿敢毁伤，刺其已衰，事必大昌。故曰：上工治未病，不治已病。

例8：治病直刺法（《针灸摘英集》）[17]

【原文】

治妇人经血过多不止并崩中者

毫针刺足太阴经三阴交二穴。

次针足厥阴经行间二穴。

次足少阳经通里二穴，在足小指间上二寸骨罅间。针入二分，各灸二七壮。

凡灸虚则炷火自灭，实则灸火吹灭。

【解析标引】

附表36 疗法模板

元数据	内容
功用主治	治妇人经血过多不止并崩中者。
手法	毫针刺足太阴经三阴交二穴。 次针足厥阴经行间二穴。 次足少阳经通里二穴，在足小指间上二寸骨罅间。 针入二分，各灸二七壮。 凡灸虚则炷火自灭，实则灸火吹灭。

附表37 腧穴模板

元数据	内容
腧穴名	通里
定位	在足小指间上二寸骨罅间。

中医古籍知识组织理论与实践

说明：古代针方、灸方的专书不多，流传至今的则更是非常少，需要注意的是有些针灸书如《针灸甲乙经》《针灸资生经》《神应经》等书所载腧穴主治症在形式上与针灸方颇相近，今人多将其误解为针灸方，解析时需要特别注意。

例9：治病直刺诀（《针灸摘英集》）[17]

【原文】

治脉微细不见或时无脉者

以圆利针刺足少阴经复溜二穴，在内踝上二寸陷中。针至骨顺针往下刺之，候回阳脉生大，乃出针。

【解析标引】

附表38　疗法模板

元数据	内容
功用主治	治脉微细不见或时无脉者。
器具	圆利针
手法	以圆利针刺足少阴经复溜二穴，在内踝上二寸陷中。针至骨顺针往下刺之，候回阳脉生大，乃出针。

附表39　腧穴模板

元数据	内容
腧穴名	复溜
定位	在内踝上二寸陷中。

（五）运气类

例1：六元正纪大论篇第七十一（《黄帝内经素问》卷第二十一）[7]

【原文】

凡此太阴司天之政，气化运行后天，阴专其政，阳气退辟，大风时起，天气下降，地气上腾，原野昏霭，白埃四起，云奔南极，寒雨数至，物成于差夏。民病寒湿腹满，身䐜愤，胕肿痞逆，寒厥拘急。湿寒合德，黄黑埃昏，流行气交，上应镇星、辰星。其政肃，其令寂，其谷黅玄。故阴凝于上，寒积于下，寒水胜火，则为冰雹，阳光不治，杀气乃行。

【解析标引】

附表40　运气模板

元数据	内容
气象	凡此太阴司天之政，气化运行后天，阴专其政，阳气退辟，大风时起，天气下降，地气上腾，原野昏霭，白埃四起，云奔南极，寒雨数至，物成于差夏。##湿寒合德，黄黑埃昏，流行气交，##其政肃，其令寂，其谷黅玄。故阴凝于上，寒积于下，寒水胜火，则为冰雹，阳光不治，杀气乃行。
发病	民病寒湿腹满，身䐜愤，胕肿痞逆，寒厥拘急。
天文	上应镇星、辰星。

例2：五运行大论篇第六十七（《黄帝内经素问》卷第十九）[7]

【原文】

帝曰：愿闻其所始也。岐伯曰：昭乎哉问也！臣览《太始天元册》文，丹天之气经于牛女戊分，黅天之气经于心尾己分，苍天之气经于危室柳鬼，素天之气经于亢氐昴毕，玄天之气经于张翼娄胃。所谓戊己分者，奎壁角轸，则天地之门户也。夫候之所始，道之所生，不可不通也。

帝曰：善。《论》言天地者，万物之上下；左右者，阴阳之道路。未知其所谓也。岐伯曰：所谓上下者，岁上下见阴阳之所在也。左右者，诸上见厥阴，左少阴，右太阳；见少阴，左太阴，右厥阴；见太阴，左少阳，右少阴；见少阳，左阳明，右太阴；见阳明，左太阳，右少阳；见太阳，左厥阴，右阳明。所谓面北而命其位，言其见也。

【解析标引】

附表41　运气模板

元数据	内容
起源	帝曰：愿闻其所始也。岐伯曰：昭乎哉问也！臣览《太始天元册》文，丹天之气经于牛女戊分，黅天之气经于心尾己分，苍天之气经于危室柳鬼，素天之气经于亢氐昴毕，玄天之气经于张翼娄胃。所谓戊己分者，奎壁角轸，则天地之门户也。夫候之所始，道之所生，不可不通也。
天文	帝曰：愿闻其所始也。岐伯曰：昭乎哉问也！臣览《太始天元册》文，丹天之气经于牛女戊分，黅天之气经于心尾己分，苍天之气经于危室柳鬼，素天之气经于亢氐昴毕，玄天之气经于张翼娄胃。所谓戊己分者，奎壁角轸，则天地之门户也。夫候之所始，道之所生，不可不通也。
运行	帝曰：善。《论》言天地者，万物之上下；左右者，阴阳之道路。未知其所谓也。岐伯曰：所谓上下者，岁上下见阴阳之所在也。左右者，诸上见厥阴，左少阴，右太阳；见少阴，左太阴，右厥阴；见太阴，左少阳，右少阴；见少阳，左阳明，右太阴；见阳明，左太阳，右少阳；见太阳，左厥阴，右阳明。所谓面北而命其位，言其见也。

例3：至真要大论篇第七十四（《黄帝内经素问》卷第二十二）[7]

【原文】

岁太阳在泉，寒淫所胜，则凝肃惨栗。民病少腹控睾，引腰脊，上冲心痛，血见，嗌痛颔肿。

帝曰：善。治之奈何？岐伯曰：诸气在泉，风淫于内，治以辛凉，佐以苦，以甘缓之，以辛散之。热淫于内，治以咸寒，佐以甘苦，以酸收之，以苦发之。湿淫于内，治以苦热，佐以酸淡，以苦燥之，以淡泄之。火淫于内，治以咸冷，佐以苦辛，以酸收之，以苦发之。燥淫于内，治以苦温，佐以甘辛，以苦下之。寒淫于内，治以甘热，佐以苦辛，以咸泻之，以辛润之，以苦坚之。

【解析标引】

附表42　运气模板

元数据	内容
气象	岁太阳在泉，寒淫所胜，则凝肃惨栗。
发病	民病少腹控睾，引腰脊，上冲心痛，血见，嗌痛颔肿。
用药	帝曰：善。治之奈何？岐伯曰：诸气在泉，风淫于内，治以辛凉，佐以苦，以甘缓之，以辛散之。热淫于内，治以咸寒，佐以甘苦，以酸收之，以苦发之。湿淫于内，治以苦热，佐以酸淡，以苦燥之，以淡泄之。火淫于内，治以咸冷，佐以苦辛，以酸收之，以苦发之。燥淫于内，治以苦温，佐以甘辛，以苦下之。寒淫于内，治以甘热，佐以苦辛，以咸泻之，以辛润之，以苦坚之。

（六）本草类

例1：贝母（《本草纲目》草部第十三卷草部之二）[18]

【原文】

贝母（本经中品）

【释名】 莔《尔雅》音萌、勤母《别录》、苦菜《别录》、苦花《别录》、空草《别录》、药实。〔弘景曰〕形似聚贝子，故名贝母。

〔时珍曰〕诗云言采其苗，即此。一作蝱，谓根状如蝱也。苦莱、药实，与野苦荬、黄药子同名。

【集解】〔《别录》曰〕贝母生晋地，十月采根暴干。〔恭曰〕其叶似大蒜。四月蒜熟时，采之良。若十月，苗枯，根亦不佳也。出润州、荆州、襄州者最佳，江南诸州亦有。〔颂曰〕今河中、江陵府、郓、寿、随、郑、蔡、润、滁州皆有之。二月生苗，茎细，青色。叶亦青，似荞麦叶，随苗出。七月开花，碧绿色，形如鼓子花。八月采根，根有瓣子，黄白色，如聚贝子。此有数种。陆玑《诗疏》云：莔，贝母也。叶如栝楼而细小。其子在根下，如芋子，正白，四方连累相着，有分解。今近道出者正类此。郭璞《尔雅》言：白花叶似韭，此种罕复见之。〔敩曰〕贝母中有独颗团不作两片无皱者，号曰丹龙精，不入药用。误服令人筋脉永不收，惟以黄精、小蓝汁服之，立解。

根

【修治】〔敩曰〕凡使，先于柳木灰中炮黄，擘去内口鼻中有米许大者心一颗，后拌糯米于鏊上同炒。待米黄，去米用。

【气味】辛，平，无毒。〔《别录》曰〕苦，微寒。〔恭曰〕味甘、苦，不辛。〔之才曰〕厚朴、白薇为之使，恶桃花，畏秦艽、莽草、礜石，反乌头。

【主治】伤寒烦热，淋沥邪气疝瘕，喉痹乳难，金疮风痉《本经》。疗腹中结实，心下满，洗洗恶风寒，目眩项直，咳嗽上气，止烦热渴，出汗，安五脏，利骨髓《别录》。服之不饥断谷（弘景）。消痰，润心肺。末和砂糖丸含，止嗽。烧灰油调，傅人畜恶疮，敛疮口大明。主胸胁逆气，时疾黄疸。研末点目，去肤翳。以七枚作末酒服，治产难及胞衣不出。与连翘同服，主项下瘤瘿疾甄权。

【发明】〔承曰〕贝母能散心胸郁结之气，故诗云，言采其苗，是也。作诗者，本以不得志而言。今用治心中气不快、多愁郁者，殊有功。信矣。〔好古曰〕贝母乃肺经气分药也。仲景治寒实结胸外无热证者，三物小陷胸汤主之，白散亦可，以其内有贝母也。成无己云：辛散而苦泄，桔梗、贝母之苦辛，用以下气。〔机曰〕俗以半夏有毒，用贝母代之。夫贝母乃太阴肺经之药，半夏乃太阴脾经、阳明胃经之药，何可以代？若虚劳咳嗽、吐血咯血、肺痿肺痈、妇人乳痈、痈疽及诸郁之证，半夏乃禁忌，皆贝母为向导，犹可代也；至于脾胃湿热，涎化为痰，久则生火，痰火上攻，昏愦僵仆塞涩诸证，生死旦夕，亦岂贝母可代乎？〔颂曰〕贝母治恶疮。唐人记其事云：江左尝有商人，左膊上有疮如人面，亦无他苦。商人戏以酒滴口中，其面赤色。以物食之，亦能食，多则膊内肉胀起。或不食，则一臂痹焉。有名医教其历试诸药，金石草木之类，悉无所苦，至贝母，其疮乃聚眉闭口。商人喜，因以小苇筒毁其口灌之，数日成痂遂愈，然不知何疾也。本经言主金疮，此岂金疮之类欤。

【附方】新一十七。忧郁不伸胸膈不宽。贝母去心，姜汁炒研，姜汁面糊丸。每服七十丸，征士锁甲煎汤下（《集效方》）。**化痰降气**止咳解郁，消食除胀，有奇效。用贝母去心一两，姜制厚朴半两，蜜丸梧子大，每白汤下五十丸（笔峰方）。

【解析标引】

附表43　本草模板

元数据	内容
药名	贝母
出处	本经中品
释名	〔弘景曰〕形似聚贝子，故名贝母。〔时珍曰〕诗云言采其莔，即此。一作茴，谓根状如茴也。苦菜、药实，与野苦荬、黄药子同名。
异名	莔（《尔雅》音萌）、勤母（《别录》）、苦菜（《别录》）、苦花（《别录》）、空草（《别录》）、药实。

元数据	内容
产地	生晋地。##出润州、荆州、襄州者最佳，江南诸州亦有。〔颂曰〕今河中、江陵府、郓、寿、随、郑、蔡、润、滁州皆有之。
质量鉴定	出润州、荆州、襄州者，最佳。##四月蒜熟时，采之良。若十月，苗枯，根亦不佳也。
性味	辛，平，无毒。〔《别录》曰〕苦，微寒。〔恭曰〕味甘、苦，不辛。
归经	〔好古曰〕贝母乃肺经气分药也。##夫贝母乃太阴肺经之药。
功用主治	伤寒烦热，淋沥邪气疝瘕，喉痹乳难，金疮风痉（《本经》）。疗腹中结实，心下满，洗洗恶风寒，目眩项直，咳嗽上气，止烦热渴，出汗，安五脏，利骨髓（《别录》）。服之不饥断谷（弘景）。消痰，润心肺。##主胸胁逆气，时疾黄疸。##〔承曰〕贝母能散心胸郁结之气，故诗云，言采其䗪，是也。作诗者，本以不得志而言。今用治心中气不快、多愁郁者，殊有功。信矣。##成无己云：辛散而苦泄，桔梗、贝母之苦辛，用以下气。##〔颂曰〕贝母治恶疮。
药物形态	〔恭曰〕其叶似大蒜。##二月生苗，茎细，青色。叶亦青，似荞麦叶，随苗出。七月开花，碧绿色，形如鼓子花。八月采根，根有瓣子，黄白色，如聚贝子。此有数种。陆玑《诗疏》云：䗪，贝母也。叶如栝楼而细小。其子在根下，如芋子，正白，四方连累相着，有分解。今近道出者正类此。
品种考证	陆玑《诗疏》云：䗪，贝母也。叶如栝楼而细小。其子在根下，如芋子，正白，四方连累相着，有分解。今近道出者正类此。郭璞注《尔雅》言：白花叶似韭，此种罕复见之。〔敩曰〕贝母中有独颗团不作两片无皱者，号曰丹龙精，不入药用。误服令人筋脉永不收，惟以黄精、小蓝汁服之，立解。

元数据	内容
鉴别用药	〔机曰〕俗以半夏有毒，用贝母代之。夫贝母乃太阴肺经之药，半夏乃太阴脾经、阳明胃经之药，何可以代？若虚劳咳嗽、吐血咯血、肺痿肺痈、妇人乳痈、痈疽及诸郁之证，半夏乃禁忌，皆贝母为向导，犹可代也；至于脾胃湿热，涎化为痰，久则生火，痰火上攻，昏愦僵仆寒涩诸证，生死旦夕，亦岂贝母可代乎？
采收	十月采根。##四月蒜熟时，采之良。若十月，苗枯，根亦不佳也。
加工炮制	曝干。##敩曰：凡使，先于柳木灰中炮黄，擘去内口鼻中有米许大者心一颗，后拌糯米于鳌上同炒。待米黄，去米用。
配伍应用	〔之才曰〕厚朴、白薇为之使，恶桃花，畏秦艽、莽草、礜石
配伍禁忌	恶桃花。##反乌头。
典故	唐人记其事云：江左尝有商人，左膊上有疮如人面，亦无他苦。商人戏以酒滴口中，其面赤色。以物食之，亦能食，多则膊内肉胀起。或不食，则一臂痹焉。有名医教其历试诸药，金石草木之类，悉无所苦，至贝母，其疮乃聚眉闭口。商人喜，因以小苇筒毁其口灌之，数日成痂遂愈，然不知何疾也。
附方	末和砂糖丸含，止嗽。烧灰油调，傅人畜恶疮，敛疮口（大明）。##研末点目，去肤翳。以七枚作末酒服，治产难及胞衣不出。与连翘同服，主项下瘤瘿疾（甄权）。##仲景治寒实结胸外无热证者，三物小陷胸汤主之，白散亦可，以其内有贝母也。##忧郁不伸，胸膈不宽。贝母去心，姜汁炒研，姜汁面糊丸。每服七十丸，征士锁甲煎汤下。（《集效方》）化痰降气，止咳解郁，消食除胀，有奇效。用贝母去心一两，姜制厚朴半两，蜜丸梧子大，每白汤下五十丸。（笔峰方）

＊注：文中尚有相同的范例，因篇幅所限故而只取代表性范例。

附方：**化痰降气**，止咳解郁，消食除胀，有奇效。用贝母去心一两，姜制厚朴半两，蜜丸梧子大，每白汤下五十丸。

附表 44　套标方剂模板*

元数据	内容		
方名	贝母化痰降气方		
组成	贝母去心一两，姜制厚朴半两。		
组成明细	药名　　炮制	剂量	
	贝母　　去心	一两	
	厚朴　　姜制	半两	
功用主治	化痰降气，止咳解郁，消食除胀		
制法	蜜丸梧子大		
用法	每白汤下五十丸		

*注：文中尚有相同的范例，因篇幅所限故而只取代表性范例。

例2：地榆（《证类本草》第九卷）[19]

【原文】

味苦、甘、酸，微寒，无毒。主妇人乳痓痛，七伤，带下病，止痛，除恶肉，止汗，疗金疮，止脓血，诸瘘恶疮，热疮，消酒，除消渴，补绝伤，产后内塞，可作金疮膏。生桐柏及冤句山谷。二月、八月采根，曝干。（得发良，恶麦门冬。）

陶隐居云：今近道处处有，叶似榆而长，初生布地，而花、子紫黑色如豉，故名玉豉。一茎长直上，根亦入酿酒。道方烧作灰，能烂石也。乏茗时用叶作饮亦好。今按别本注云：今人止冷热痢及疳痢热极，效。臣禹锡等谨按《药性论》云：地榆，味苦，平。能治产后余瘀，疹痛，七伤，治金疮，止血痢，蚀脓。萧炳云：今方用共樗皮同疗赤白痢。日华子云：排脓，止吐血，鼻洪，月经不止，血崩，产前后诸血疾，赤白痢并水泻，浓煎止肠风。但是平原川泽皆有，独茎，花紫，七、八月采。

《图经》曰：地榆，生桐柏及冤句山谷，今处处有之。宿根，三月内生苗，初生布地，茎直，高三四尺，对分出叶。叶似榆少狭细长，作锯齿状，青色。七月开花如椹子，紫黑色。根外黑里红，似柳根。二月、八月采，曝干。叶不用。

山人乏茗时，采此叶作饮亦好。古断下方多用之。葛氏载：徐平疗下血二十年者，取地榆、鼠尾草各三两，水二升，煮半，顿服。不断，水渍屋尘，饮一小杯，投之。不过重作，乃愈。小儿疳痢，亦单煮汁如饴糖与服，便已。又毒蛇螫人，捣新根取汁饮，兼以渍疮，良。崔元亮《海上方》：赤白下骨立者，地榆一斤，水三升，煮取一升半，去滓再煎如稠饧，绞滤，空腹服三合。日再。

唐本注云：主带下十二病。孔氏《音义》云：一曰多赤，二曰多白，三曰月水不通，四曰阴蚀，五曰子脏坚，六曰子门僻，七曰合阴阳患痛，八曰小腹寒痛，九曰子门闭，十曰子宫冷，十一曰梦与鬼交，十二曰五脏不定。用叶作饮代茶，甚解热。《圣惠方》：治妇人漏下赤白不止，令人黄瘦虚竭。以地榆三两细锉，米醋一升，煮十余沸，去滓，食前稍热服一合。亦治吐血。《千金翼》：代指逆肿。单煮地榆作汤渍之，半日愈。《肘后方》：疗虎、犬咬人。地榆根末，服方寸匕，日一二服，敷疮尤佳。**葛氏：**毒蛇螫人，捣地榆根，绞取汁饮，兼以渍疮。《梅师方》：治猘犬咬人。煮地榆饮之，兼末敷疮上，服方寸匕，日三服，忌酒。若治疮已瘥者，捣生韭汁，饮之一二升。《齐民要术》：地榆汁酿酒，治风痹，补脑。《三洞要录》：地榆草锉一升，稻米一升，白玉屑一升，三物取白露汁二升，置铜器中煮米熟，绞取汁。玉屑化为水，名曰玉液。以药纳杯美醴中，所谓神玉浆也。

《衍义》曰：地榆，性沉寒。入下焦，热血痢则可用。若虚寒人及水泻白痢，即未可轻使。

【解析标引】

附表45　本草模板

元数据	内容
药名	地榆
异名	玉豉
释名	叶似榆而长，初生布地，而花、子紫黑色如豉，故名玉豉。

元数据	内容
产地	生桐柏及冤句山谷。##陶隐居云：今近道处处有。##生桐柏及冤句山谷。今处处有之。
生境	山谷。##但是平原川泽皆有。
性味	味苦、甘、酸，微寒，无毒。##臣禹锡等谨按《药性论》云：地榆，味苦，平。##性沉寒。
归经	入下焦。
功用主治	主妇人乳痓痛，七伤，带下病，止痛，除恶肉，止汗，疗金疮，止脓血，诸瘘恶疮，热疮，消酒，除消渴，补绝伤，产后内塞，可作金疮膏。##道方烧作灰，能烂石也。乏茗时用叶作饮亦好。今按别本注云：今人止冷热痢及疳痢热极，效。##能治产后余瘀，疹痛，七伤，治金疮，止血痢，蚀脓。##日华子云：排脓，止吐血，鼻洪，月经不止，血崩，产前后诸血疾，赤白痢并水泻，浓煎止肠风。##山人乏茗时，采此叶作饮亦好。古断下方多用之。##唐本注云：主带下十二病。孔氏《音义》云：一曰多赤，二曰白，三曰月水不通，四曰阴蚀，五曰子脏坚，六曰子门僻，七曰合阴阳患痛，八曰小腹寒痛，九曰子门闭，十曰子宫冷，十一曰梦与鬼交，十二曰五脏不定。用叶作饮代茶，甚解热。##热血痢则可用。
药物形态	叶似榆而长，初生布地，而花、子紫黑色如豉，故名玉豉。一茎长直上。##独茎，花紫。##宿根，三月内生苗，初生布地，茎直，高三四尺，对分出叶。叶似榆少狭细长，作锯齿状，青色。七月开花如椹子，紫黑色。根外黑里红，似柳根。
采收	二月、八月采根。##七、八月采。##二月、八月采。
加工炮制	曝干。
配伍应用	得发良。
配伍禁忌	恶麦门冬。
宜忌	若虚寒人及水泻白痢，即未可轻使。

元数据	内容
医案	葛氏载：徐平疗下血二十年者，取地榆、鼠尾草各三两，水二升，煮半，顿服。不断，水渍屋尘，饮一小杯，投之。不过重作，乃愈。
附方＊	萧炳云：今方用共樗皮同疗赤白痢。##崔元亮《海上方》：赤白下骨立者，地榆一斤，水三升，煮取一升半，去滓再煎如稠饧，绞滤，空腹服三合，日再。##《圣惠方》：治妇人漏下赤白不止，令人黄瘦虚竭。以地榆三两细锉，米醋一升，煮十余沸，去滓，食前稍热服一合，亦治吐血。《千金翼》：代指逆肿。单煮地榆作汤渍之，半日愈。《肘后方》：疗虎、犬咬人。地榆根末，服方寸匕，日一二服，敷疮尤佳。葛氏：毒蛇螫人，捣地榆根，绞取汁饮，兼以渍疮。《梅师方》：治猘犬咬人。煮地榆饮之，兼末敷疮上，服方寸匕，日三服，忌酒。若治疮已瘥者，捣生韭汁，饮之一二升。《齐民要术》：地榆汁酿酒，治风痹，补脑。《三洞要录》：地榆草锉一升，稻米一升，白玉屑一升，三物取白露汁二升，置铜器中煮米熟，绞取汁。玉屑化为水，名曰玉液。以药纳杯美醴中，所谓神玉浆也。

＊注：因篇幅所限没有进一步套标，详情见例1。

医案：徐平疗下血二十年者，取地榆、鼠尾草各三两，水二升，煮半，顿服。不断，水渍屋尘，饮一小杯，投之。不过重作，乃愈。

附表46　套标医案模板

元数据	内容
医案名	徐平疗下血案
病史	下血二十年。
疗效	不断。
方剂	取地榆、鼠尾草各三两，水二升，煮半，顿服。

中医古籍知识组织理论与实践

附表47　双套标医案模板

元数据	内容
医案名	二诊
证候表现	下血不断。
疗效	不过重作，乃愈。
方剂	水渍屋尘，饮一小杯，投之。

方剂：取地榆、鼠尾草各三两，水二升，煮半，顿服。

附表48　套标方剂模板

元数据	内容		
方名	地榆鼠尾草方		
组成	地榆、鼠尾草各三两。		
组成明细	药名	炮制	剂量
	地榆		三两
	鼠尾草		三两
功用主治	疗下血。		
制法	水二升，煮半。		
用法	顿服。		

方剂：水渍屋尘，饮一小杯，投之。

附表49　套标方剂模板

元数据	内容
方名	水渍屋尘方
组成	水、屋尘。
制法	水渍屋尘。
用法	饮一小杯，投之。

例3：橘实（《本草纲目》果部第三十卷）[18]

【原文】

【气味】 甘、酸，温，无毒。〔弘景曰〕食之多痰，恐非益也。

209

〔原曰〕多食恋膈生痰，滞肺气。〔瑞曰〕同螃蟹食，令人患软痈。

【主治】甘者润肺，酸者聚痰（藏器）。止消渴，开胃，除胸中膈气（大明）。

【发明】〔时珍曰〕橘皮下气消痰，其肉生痰聚饮，表里之异如此，凡物皆然。今人以蜜煎橘充果食甚佳，亦可酱菹也。

【解析标引】

附表50　本草模板

元数据	内容
药名	橘实
性味	甘、酸，温，无毒。
功用主治	甘者润肺，酸者聚痰（藏器）。止消渴，开胃，除胸中膈气（大明）。##今人以蜜煎橘充果食甚佳，亦可酱菹也。
宜忌	〔弘景曰〕食之多痰，恐非益也。〔原曰〕多食恋膈生痰，滞肺气。
食忌	〔瑞曰〕同螃蟹食，令人患软痈。
药性发挥	〔时珍曰〕橘皮下气消痰，其肉生痰聚饮，表里之异如此，凡物皆然。

（七）方书类

例1：防风丸（《太平惠民和剂局方》卷之一治诸风）[20]

【原文】

防风丸　治一切风，及痰热上攻，头痛恶心，项背拘急，目眩旋晕，心忪烦闷，手足无力，骨节疼痹，言语謇涩，口眼瞤动，神思恍惚，痰涎壅滞，昏愦健忘，虚烦少睡。

防风（洗）　川芎　天麻（去苗，酒浸一宿）　甘草（炙，各二两）　朱砂（研，为衣，半两）

上为末，炼蜜为丸，每两作十丸，以朱砂为衣。每服一丸，荆芥汤化服，茶、酒嚼下亦得，不拘时候。

【解析标引】

附表51　方剂模板

元数据	内容
方名	防风丸
组成	防风（洗）　川芎　天麻（去苗，酒浸一宿）甘草（炙，各二两）　朱砂（研，为衣，半两）
组成明细	药名　　炮制　　　　　　剂量 防风　　洗　　　　　　　二两 川芎　　　　　　　　　　二两 天麻　　去苗，酒浸一宿　二两 甘草　　炙　　　　　　　二两 朱砂　　研，为衣　　　　半两
功用主治	治一切风，及痰热上攻，头痛恶心，项背拘急，目眩旋晕，心怔烦闷，手足无力，骨节疼痹，言语謇涩，口眼㖞动，神思恍惚，痰涎壅滞，昏愦健忘，虚烦少睡。
制法	上为末，炼蜜为丸，每两作十丸，以朱砂为衣。
用法	每服一丸，荆芥汤化服，茶、酒嚼下亦得，不拘时候。

例2：水陆二仙丹（《成方切用》卷二下涩固门）[21]

【原文】

水陆二仙丹　治遗精，白浊（精与浊所出之窍不同，便浊即是膏淋，肝胆之火也；精浊乃精气滑出，不便亦然。此肾水不足，淫火熏蒸，故精离其位也）。

金樱膏（取半黄者熬膏一斤。熟则全甘而失涩味）芡实（一斤，蒸熟为粉）

和丸，盐酒下。

金樱、芡实甘能益精，润能滋阴，涩能止脱。一生于水，一生于山，故名水陆二仙丹

211

【解析标引】

附表52　方剂模板

元数据	内容
方名	水陆二仙丹
释名	一生于水，一生于山，故名水陆二仙丹。
组成	金樱膏（取半黄者熬膏一斤。熟则全甘而失涩味） 芡实（一斤，蒸熟为粉）
组成明细	药名　　　炮制　　　　　　剂量 金樱膏　　取半黄者熬膏　　一斤 芡实　　　蒸熟为粉　　　　一斤
功用主治	治遗精，白浊（精与浊所出之窍不同，便浊即是膏淋，肝胆之火也；精浊乃精气滑出，不便亦然。此肾水不足，淫火熏蒸，故精离其位也）。
制法	和丸。
用法	盐酒下。
方解	金樱、芡实甘能益精，润能滋阴，涩能止脱。
方解组成	药物　　　　　　功用主治 金樱、芡实　　　甘能益精，润能滋阴，涩能止脱

例3：五苓散（《太平惠民和剂局方》卷之二治伤寒）[20]

【原文】

　　五苓散　治伤寒、温热病，表里未解，头痛发热，口燥咽干，烦渴饮水，或水入即吐，或小便不利，及汗出表解，烦渴不止者，宜服之。又治霍乱吐利，躁渴引饮。

　　泽泻（二十五两）　白术　猪苓（去皮）　赤茯苓（去皮，各十五两）　肉桂（去粗皮，十两）

　　上为细末。每服二钱，热汤调下，不计时候，服讫多饮热汤，有汗出即愈。又治瘴热在里，身发黄疸，浓煎茵陈蒿汤调下，食前服之；疸病发渴，及中暑引饮，亦可用水调服

之；小儿加白术末少许服之。如发虚热，加绵黄芪、人参末
少许服之。

【解析标引】

附表53　方剂模板

元数据	内容
方名	五苓散
组成	泽泻（二十五两）　白术　猪苓（去皮）　赤茯苓（去皮，各十五两）　肉桂（去粗皮，十两）
组成明细	药名　　　炮制　　　剂量 泽泻　　　　　　　二十五两 白术　　　　　　　十五两 猪苓　　去皮　　　十五两 赤茯苓　去皮　　　十五两 肉桂　　去粗皮　　十两
功用主治	治伤寒、温热病，表里未解，头痛发热，口燥咽干，烦渴饮水，或水入即吐，或小便不利，及汗出表解，烦渴不止者，宜服之。又治霍乱吐利，躁渴引饮。
制法	为细末。
用法	每服二钱，热汤调下，不计时候，服讫多饮热汤，有汗出即愈。
加减	小儿加白术末少许服之。如发虚热，加绵黄芪、人参末少许服之。
加减组成	加减　　　　　　　功用主治 白术末　　　　　　小儿 绵黄芪、人参末　　如发虚热
临证应用	又治瘀热在里，身发黄疸，浓煎茵陈蒿汤调下，食前服之；疸病发渴，及中暑引饮，亦可用水调服之。
临证应用组成	证候表现　　　　　　　应用 瘀热在里，身发黄疸　　浓煎茵陈蒿汤调下，食 　　　　　　　　　　　前服之 疸病发渴，及中暑引饮　亦可用水调服之

例4：五磨饮子（《成方切用》卷十二下救急门）[21]

【原文】

五磨饮子　治暴怒、暴死，名曰气厥（宜扶正坐，使气顺即稍安，再用皂角末吹鼻，令嚏）。

方见卷一上治气门四磨饮附方。

怒则气上，气上则上焦气实而不行，下焦气逆而不吸，故令暴死。气上宜降之，故用沉香、槟榔；气逆宜顺之，故用木香、乌药；佐以枳实，破其滞也；磨以白酒，和其阴也。若挟虚者，用四磨饮。

【解析标引】

附表54　方剂模板

元数据	内容
方名	五磨饮子
功用主治	治暴怒、暴死，名曰气厥（宜扶正坐，使气顺即稍安，再用皂角末吹鼻，令嚏）。
方解	怒则气上，气上则上焦气实而不行，下焦气逆而不吸，故令暴死。气上宜降之，故用沉香、槟榔；气逆宜顺之，故用木香、乌药；佐以枳实，破其滞也；磨以白酒，和其阴也。
方解组成	药物　　　　　功用主治 沉香、槟榔　　气上宜降之 木香、乌药　　气逆宜顺之 枳实　　　　　破其滞也 白酒　　　　　和其阴也
鉴别用方	若挟虚者，用四磨饮。

例5：香苏散（《太平惠民和剂局方》卷之二治伤寒）[20]

【原文】

香苏散　治四时瘟疫、伤寒。

香附子（炒香，去毛）　　紫苏叶（各四两）　　甘草（炙，一两）　　陈皮（二两，不去白）

上为粗末。每服三钱，水一盏，煎七分，去滓，热服，不拘时候，日三服。若作细末，只服二钱，入盐点服（尝有白发老人授此方与一富人家，其家合施，当大疫，城中病者皆愈。其后疫鬼问富人，富人以实告。鬼曰：此老教三人矣。稽颡而退）。

【解析标引】

附表 55　方剂模板

元数据	内容
方名	香苏散
组成	香附子（炒香，去毛）　　紫苏叶（各四两）　　甘草（炙，一两）　　陈皮（二两，不去白）
组成明细	药名　　　　　炮制　　　　　剂量 香附子　　　　炒香，去毛　　四两 紫苏叶　　　　　　　　　　　四两 甘草　　　　　炙　　　　　　一两 陈皮　　　　　不去白　　　　二两
功用主治	治四时瘟疫、伤寒。
制法	上为粗末。每服三钱，水一盏，煎七分，去滓。
用法	热服，不拘时候，日三服。若作细末，只服二钱，入盐点服。
典故	尝有白发老人授此方与一富人家，其家合施，当大疫，城中病者皆愈。其后疫鬼问富人，富人以实告。鬼曰：此老教三人矣。稽颡而退。

例6：荔枝膏（《饮膳正要》卷第二诸般汤煎）[22]

【原文】

荔枝膏　　生津止渴，去烦。

215

乌梅（半斤，取肉）　桂（一十两，去皮，剉）　砂糖（二十六两）　麝香（半钱，研）　生姜汁（五两）　熟蜜（一十四两）

上用水一斗五升，熬至一半，滤去滓，下砂糖、生姜汁，再熬去渣，澄定少时，入麝香搅匀，澄清如常，任意服。

【解析标引】

附表56　方剂模板

元数据	内容
方名	荔枝膏
组成	乌梅（半斤，取肉）　桂（一十两，去皮，剉）砂糖（二十六两）　麝香（半钱，研）　生姜汁（五两）　熟蜜（一十四两）
组成明细	药名　　　　炮制　　　　剂量 乌梅　　　　取肉　　　　半斤 桂　　　　　去皮，剉　　一十两 砂糖　　　　　　　　　　二十六两 麝香　　　　研　　　　　半钱 生姜汁　　　　　　　　　五两 熟蜜　　　　　　　　　　一十四两
功用主治	生津止渴，去烦。
制法	上用水一斗五升，熬至一半，滤去滓，下砂糖、生姜汁，再熬去渣，澄定少时，入麝香搅匀，澄清如常。
用法	任意服。

例7：千金丸（《千金翼方》卷第二十杂病下备急第一）[23]

【原文】

千金丸　主百鬼病风注，梦与神交通，邪病腹胀，恶肿气，卒中忤方。

礜石（二两，烧）　附子（二两，炮，去皮）　雄黄（二两）　真朱（二两）　巴豆仁（二两）　藜芦（二两）蜈蚣（二枚，炙）　麝香（半两）　犀角（三分）

上九味捣三千杵，每一服二丸如小豆，不知至三丸，五更一点服，至日中解，解乃食白米粥。忌热食酒肉五辛，一切皆忌之。

【解析标引】

附表 57　方剂模板

元数据	内容
方名	千金丸
组成	礜石（二两，烧）　附子（二两，炮，去皮）　雄黄（二两）　真朱（二两）　巴豆仁（二两）　藜芦（二两）　蜈蚣（二枚，炙）　麝香（半两）犀角（三分）
组成明细	药名　　　　炮制　　　　剂量 礜石　　　　烧　　　　　二两 附子　　　　炮，去皮　　二两 雄黄　　　　　　　　　　二两 真朱　　　　　　　　　　二两 巴豆仁　　　　　　　　　二两 藜芦　　　　　　　　　　二两 蜈蚣　　　　炙　　　　　二枚 麝香　　　　　　　　　　半两 犀角　　　　　　　　　　三分
功用主治	主百鬼病风注，梦与神交通，邪病腹胀，恶肿气，卒中忤方。
制法	上九味捣三千杵，每一服二丸如小豆。
用法	不知至三丸，五更一点服，至日中解，解乃食白米粥。
宜忌	忌热食酒肉五辛，一切皆忌之。

例8：养正丹（《太平惠民和剂局方》卷之五治诸虚）[20]

【原文】

养正丹（出宝林真人谷伯阳《伤寒论》中，一名交泰丹）却邪辅正，助阳接真。治元气虚亏，阴邪交荡，正气乖常，上盛下虚，气不升降，呼吸不足，头旋气短，心神怯弱，梦寐惊悸，遍体盗汗，腹痛腰疼；或虚烦狂言，口干上喘，翻胃吐食，霍乱转筋，咳逆不定。又治中风涎潮，不省人事，阳气欲脱，四肢厥冷。如伤寒阴盛，自汗唇青脉沉，最宜服之。及妇人产后，血气身热，月候不均，带下腹痛，悉能治疗。常服济心火，强肾水，进饮食。

水银　硫黄（研细）　朱砂（研细）　黑锡（去滓，称，与水银结砂，各一两）

上用黑盏一只，火上熔黑锡成汁，次下水银，以柳枝子搅匀，次下朱砂，搅令不见星子，放下少时，方入硫黄末，急搅成汁和匀。如有焰，以醋洒之，候冷取出，研如粉极细，用糯米粉煮糊为丸，如绿豆大。每服二十九，加至三十粒，盐汤下。此药升降阴阳，既济心肾，空心食前枣汤送下，神效不可具述。

【解析标引】

附表58　方剂模板

元数据	内容
方名	养正丹
出处	出宝林真人谷伯阳《伤寒论》中。
异名	一名交泰丹。
组成	水银　硫黄（研细）　朱砂（研细）　黑锡（去滓，称，与水银结砂，各一两）

元数据	内容		
组成明细	药名	炮制	剂量
	水银		一两
	硫黄	研细	一两
	朱砂	研细	一两
	黑锡	去滓，称，与水银结砂	一两
功用主治	却邪辅正，助阳接真。治元气虚亏，阴邪交荡，正气乖常，上盛下虚，气不升降，呼吸不足，头旋气短，心神怯弱，梦寐惊悸，遍体盗汗，腹痛腰疼；或虚烦狂言，口干上喘，翻胃吐食，霍乱转筋，咳逆不定。又治中风涎潮，不省人事，阳气欲脱，四肢厥冷。如伤寒阴盛，自汗唇青脉沉，最宜服之。及妇人产后，血气身热，月候不均，带下腹痛，悉能治疗。常服济心火，强肾水，进饮食。		
制法	上用黑盏一只，火上熔黑锡成汁，次下水银，以柳枝子搅匀，次下朱砂，搅令不见星子，放下少时，方入硫黄末，急搅成汁和匀。如有焰，以醋洒之，候冷取出，研如粉极细，用糯米粉煮糊为丸，如绿豆大。		
用法	每服二十丸，加至三十粒，盐汤下。此药升降阴阳，既济心肾，空心食前枣汤送下，神效不可具述。		

例9：煮肝散（《苏沈良方》卷第二）[24]

【原文】

煮肝散　治肝痿脚弱，及伤寒手足干小不随。

紫菀　桔梗　苍术　芍药（各等分）

上末，每服四钱，羊肝半具，大竹刀切，勿犯水，勿令血散，入盐、醋、葱、姜、酒同煮熟。空腹食前，日三服。谷熟尉宋钧，伤寒病瘥后，双足但有骨，不能立，服此见其肉生。一两月间，乃复如旧。

【解析标引】

附表 59　方剂模板

元数据	内容
方名	煮肝散
组成	紫菀　桔梗　苍术　芍药（各等分）
组成明细	药名　　　　　　炮制　　　　剂量 紫菀　　　　　　　　　　　　等分 桔梗　　　　　　　　　　　　等分 苍术　　　　　　　　　　　　等分 芍药　　　　　　　　　　　　等分
功用主治	治肝痿脚弱，及伤寒手足干小不随。
制法	上末，每服四钱，羊肝半具，大竹刀切，勿犯水，勿令血散，入盐、醋、葱、姜、酒同煮熟。
用法	空腹食前，日三服。
医案	谷熟尉宋钧，伤寒病瘥后，双足但有骨，不能立，服此见其肉生。一两月间，乃复如旧。

附表 60　医案模板

元数据	内容
医案名	肝痿脚弱案
姓名	宋钧
职业	谷熟尉
病史	伤寒病瘥后。
证候表现	双足但有骨，不能立。
方剂	煮肝散
疗效	服此见其肉生。一两月间，乃复如旧。

（八）病证类

例1：经后腹痛（《万氏妇人科》卷之一）[25]

【原文】

凡经水将行，腰胀腹痛者，此气滞血实也，桃仁四物汤主之。

归尾、川芎、赤芍、丹皮、香附、元胡索各一钱，生地、红花各五分，桃仁二十五粒，水煎。如瘦人责其有火，加黄连（炒）、黄芩（炒）各一钱；肥人责其有痰，加枳壳、苍术各一钱。

凡经水过后，腹中痛者，此虚中有滞也，加减八物汤主之。

人参、白术、茯苓、归身、川芎、白芍、生地各一钱，炙甘草、木香各五分，青皮七分，香附（醋炒）一钱，姜枣引。

【解析标引】

附表61　病证模板

元数据	内容
病证名	痛经

附表62　病证模板1.1

元数据	内容
病证名	经前腹痛
证候表现	凡经水将行，腰胀腹痛者。
病因病机	此气滞血实也。
方剂	桃仁四物汤主之

附表63　病证模板1.2

元数据	内容
病证名	经后腹痛
证候表现	凡经水过后，腹中痛者。
病因病机	此虚中有滞也。
方剂	加减八物汤主之。

附表64　方剂模板1.1.1

元数据	内容
方名	桃仁四物汤
组成	归尾、川芎、赤芍、丹皮、香附、元胡索各一钱，生地、红花各五分，桃仁二十五粒。
制法	水煎。
加减	如瘦人责其有火，加黄连（炒）、黄芩（炒）各一钱；肥人责其有痰，加枳壳、苍术各一钱。

附表65　方剂模板1.2.1

元数据	内容
方名	加减八物汤
组成	人参、白术、茯苓、归身、川芎、白芍、生地各一钱，炙甘草、木香各五分，青皮七分，香附（醋炒）一钱，姜枣引。

例2：带下（《傅青主女科》上卷）[26]

【原文】

白带下

夫带下俱是湿证，而以"带"名者，因带脉不能约束而有此病，故以名之。盖带脉通于任、督，任、督病而带脉始病。带脉者，所以约束胞胎之系也。带脉无力，则难以提系，必然胎胞不固，故曰带弱则胎易坠，带伤则胎不牢。然而带脉之伤，非独跌闪挫气已也，或行房而放纵，或饮酒而癫狂，虽无疼痛之苦，而有暗耗之害，则气不能化经水，而反变为带病矣。故病带者，惟尼僧、寡妇、出嫁之女多有之，而在室女则少也。况加以脾气之虚，肝气之郁，湿气之侵，热气之逼，安得不成带下之病哉？故妇人有终年累月下流白物，如涕如唾，不能禁止，甚则臭秽者，所谓白带也。夫白带乃湿盛而火衰，肝郁而气弱，则脾土受伤，湿土之气下陷，是以脾精不守，不能化荣血以为经水，反变成白滑之物，由阴门直下，欲自禁而不可得也。治法宜大补脾胃之气，稍佐以舒肝之品，使风木不闭塞于地中，则地气自升腾于天上，脾气健而湿气消，自无白带之患矣。方用完带汤：

白术（一两，土炒）　山药（一两，炒）　人参（二钱）　白芍（五钱，酒炒）　车前子（三钱，酒炒）　苍术（三钱，制）　甘草（一钱）　陈皮（五分）　黑芥穗（五分）　柴胡（六分）

水煎服。二剂轻，四剂止，六剂则白带痊愈。此方脾、胃、肝三经同治之法，寓补于散之中，寄消于升之内。开提肝木之气，则肝血不燥，何至下克脾土？补益脾土之元，则脾气不湿，何难分消水气？至于补脾而兼以补胃者，由里以及表也。脾，非胃气之强，则脾之弱不能旺，是补胃正所以补脾耳。

【解析标引】

附表66 病证模板

元数据	内容
病证名	白带下
辨证	夫带下俱是湿证。##盖带脉通于任、督，任、督病而带脉始病。带脉者，所以约束胞胎之系也。带脉无力，则难以提系，必然胎胞不固，故曰带弱则胎易坠，带伤则胎不牢。然而带脉之伤，非独跌闪挫气已也，或行房而放纵，或饮酒而癫狂，虽无疼痛之苦，而有暗耗之害，则气不能化经水，而反变为带病矣。故病带者，惟尼僧、寡妇、出嫁之女多有之，而在室女则少也。况加以脾气之虚，肝气之郁，湿气之侵，热气之逼，安得不成带下之病哉？故妇人有终年累月下流白物，如涕如唾，不能禁止，甚则臭秽者，所谓白带也。夫白带乃湿盛而火衰，肝郁而气弱，则脾土受伤，湿土之气下陷，是以脾精不守，不能化荣血以为经水，反变成白滑之物，由阴门直下，欲自禁而不可得也。
释名	而以"带"名者，因带脉不能约束而有此病，故以名之。
治则治法	治法宜大补脾胃之气，稍佐以舒肝之品，使风木不闭塞于地中，则地气自升腾于天上，脾气健而湿气消，自无白带之患矣。
方剂	方用完带汤。
疗效	二剂轻，四剂止，六剂则白带痊愈。

附表67 方剂模板

元数据	内容
方名	完带汤
组成	白术（一两，土炒）　山药（一两，炒）　人参（二钱）　白芍（五钱，酒炒）　车前子（三钱，酒炒）　苍术（三钱，制）　甘草（一钱）　陈皮（五分）　黑芥穗（五分）　柴胡（六分）

元数据	内容
服法	水煎服。
方解	此方脾、胃、肝三经同治之法，寓补于散之中，寄消于升之内。开提肝木之气，则肝血不燥，何至下克脾土？补益脾土之元，则脾气不湿，何难分消水气？至于补脾而兼以补胃者，由里以及表也。脾，非胃气之强，则脾之弱不能旺，是补胃正所以补脾耳。

例3：调经（《傅青主女科》上卷）[26]

【原文】

经前大便下血

妇人有行经之前一日大便先出血者，人以为血崩之症，谁知是经流于大肠乎？夫大肠与行经之路，各有分别，何以能入乎其中？不知胞胎之系，上通心而下通肾，心肾不交，则胞胎之血，两无所归，而心肾二经之气，不来照摄，听其自便，所以血不走小肠而走大肠也。治法，若单止大肠之血，则愈止而愈多；若击动三焦之气，则更拂乱而不可止。盖经水之妄行，原因心肾之不交。今不使水火之既济，而徒治其胞胎，则胞胎之气无所归，而血安有归经之日？故必大补其心与肾，使心肾之气交，而胞胎之气自不散，则大肠之血自不妄行，而经自顺矣。方用顺经两安汤：

当归（五钱，酒洗）　　白芍（五钱，酒炒）　　大熟地（五钱，九蒸）　　山萸肉（二钱，蒸）　　人参（三钱）　　白术（五钱，土炒）　　麦冬（五钱，去心）　　黑芥穗（二钱）　　巴戟肉（一钱，盐水浸）　　升麻（四分）

水煎服。二剂大肠血止，而经从前阴出矣；三剂经止，而兼可受妊矣。此方乃大补心、肝、肾三经之药，全不去顾胞胎，而胞胎有所归者，以心肾之气交也。盖心肾虚则其气两分，心肾足则其气两合。心与肾不离，而胞胎之气听命于二经之摄，又安有妄动之形哉？然则心肾不交，补心肾可也，又何兼补夫肝木耶？不知肝乃肾之子，心之母也，补肝则肝气往来于心肾之间，自然上引心而下入于肾，下引肾而上入于心，不啻介绍之助也。此使心肾相交之一大法门，不特调经而然也，学者其深思诸。

【解析标引】

附表68　病证模板

元数据	内容
病证名	经前大便下血
证候表现	妇人有行经之前一日大便先出血者。
病因病机	人以为血崩之症，谁知是经流于大肠乎？夫大肠与行经之路，各有分别，何以能入乎其中？不知胞胎之系，上通心而下通肾，心肾不交，则胞胎之血，两无所归，而心肾二经之气，不来照摄，听其自便，所以血不走小肠而走大肠也。
误治	治法，若单止大肠之血，则愈止而愈多；若击动三焦之气，则更拂乱而不可止。盖经水之妄行，原因心肾之不交。今不使水火之既济，而徒治其胞胎，则胞胎之气无所归，而血安有归经之日？
治则治法	故必大补其心与肾，使心肾之气交，而胞胎之气自不散，则大肠之血自不妄行，而经自顺矣。
方剂	方用顺经两安汤。
预后	二剂大肠血止，而经从前阴出矣；三剂经止，而兼可受妊矣。

元数据	内容
方名	顺经两安汤
组成	当归（五钱，酒洗）　白芍（五钱，酒炒）　大熟地（五钱，九蒸）　山萸肉（二钱，蒸）　人参（三钱）　白术（五钱，土炒）　麦冬（五钱，去心）　黑芥穗（二钱）　巴戟肉（一钱，盐水浸）　升麻（四分）
服法	水煎服。
方解	此方乃大补心、肝、肾三经之药，全不去顾胞胎，而胞胎有所归者，以心肾之气交也。盖心肾虚则其气两分，心肾足则其气两合。心与肾不离，而胞胎之气听命于二经之摄，又安有妄动之形哉？然则心肾不交，补心肾可也，又何兼补夫肝木耶？不知肝乃肾之子，心之母也，补肝则肝气往来于心肾之间，自然上引心而下入于肾，下引肾而上入于心，不啻介绍之助也。此使心肾相交之一大法门，不特调经而然也，学者其深思诸。

例 4：真中风症（《医学从众录》卷一）[27]

【原文】

又以中血脉言之。中血脉者，外无六经之形症，内无便溺之阻隔，非表非里，邪无定居，或偏于左，或偏于右，口眼㖞斜，半身不遂。治之之法，汗下俱戒，惟润药以滋其燥，静药以养其血，则风自除，宜大秦艽汤主之。

【解析标引】

附表 70　病证模板

元数据	内容
病证名	中血脉
证候表现	外无六经之形症，内无便溺之阻隔。##口眼㖞斜，半身不遂。

元数据	内容
病位	非表非里，邪无定居，或偏于左，或偏于右。
治则治法	治之之法，汗下俱戒，惟润药以滋其燥，静药以养其血，则风自除。
方剂	宜大秦艽汤主之。

例5：真中风症（《医学从众录》卷一）[27]

【原文】

口眼㖞斜，以牵正散主之，又以鳝鱼血涂正处，牵之便正。

【解析标引】

附表71　病证模板

元数据	内容
病证名	中风
证候表现	口眼㖞斜。
方剂	牵正散主之。
疗法	又在鳝鱼血涂正之，牵之便正。

例6：真中风症（《医学从众录》卷一）[27]

【原文】

如中风有汗恶风，依本方桂枝、芍药、杏仁各加一倍。宜针风府（穴在项后入发际一寸。针入三分，禁灸）。

【解析标引】

元数据	内容
病证名	中风
证候表现	中风有汗恶风。
方剂	依本方桂枝、芍药、杏仁各加一倍。
疗法	宜针风府（穴在项后入发际一寸。针入三分，禁灸）。

附表73　腧穴模板

元数据	内容
腧穴名	风府
定位	穴在项后入发际一寸
刺法	针入三分
宜忌	禁灸

（九）医案类

例1：风温　湿热（《环溪草堂医案》卷一）[28]

【原文】

朱　温邪六日，舌白尖红，胸中烦闷，脉形弦数，邪留少阳、阳明，不肯宣达，外则症状如疟，里则协热便泄，拟大柴胡法。

柴胡　枳实　淡芩　半夏　川朴　大黄　竹茹

二诊　得汗身凉，舌苔未化，胸闷未除，表解里不解。

大豆卷　藿梗　川朴　郁金　半夏　橘红　通草　竹茹

附表74　医案模板1

元数据	内容
医案名	风温温热案
姓名	朱
病因病机	邪留少阳阳明，不肯宣达。
证候表现	温邪六日，舌白尖红，胸中烦闷，脉形弦数，##外则症状如疟，里则协热便泄。
舌象	舌白尖红
脉象	脉形弦数
治法	拟大柴胡法
方剂	柴胡　枳实　淡芩　半夏　川朴　大黄　竹茹
疗效	得汗身凉，舌苔未化，胸闷未除，表解里不解。

附表75　医案模板1.1

元数据	内容
医案名	二诊
证候表现	得汗身凉，舌苔未化，胸闷未除，表解里不解。
舌象	舌苔未化
方剂	大豆卷　藿梗　川朴　郁金　半夏　橘红　通草　竹茹

例2：刘明府少君先天不足心脾内亏治法（《杏轩医案》初集）[29]

【原文】

刘少君年近三旬，春间由都来徽，抱疾数月，食减形倦，心悸少寐，浮火上升，间或见血。医云：肝肺火盛。药投清降，屡治不效。金文舫中翰荐延予诊，谓曰：病由先天不足，心脾内亏所致。丹溪云：虚火可补，实火可泻。虚以实治，宜乎无功。拟黑归脾汤合生脉散，数服稍应。复诊令照原方再进，诸恙渐平，接服丸药。次春北上，秋归晤之，状貌丰腴，前病如失。

【解析标引】

附表 76　医案模板

元数据	内容
医案名	先天不足心脾内亏案
姓名	刘少君
年龄	年近三旬
时令	春间
居处	由都来徽
病史	春间由都来徽，抱疾数月，食减形倦，心悸少寐，浮火上升，间或见血。医云：肝肺火盛。药投清降，屡治不效。
证候表现	食减形倦，心悸少寐，浮火上升，间或见血。
病因病机	病由先天不足，心脾内亏所致。
治则治法	丹溪云：虚火可补，实火可泻。虚以实治，宜乎无功。
方剂	拟黑归脾汤合生脉散。
疗效	数服稍应。

附表 77　医案模板

元数据	内容
医案名	二诊
方剂	令照原方再进，诸恙渐平，接服丸药。
疗效	次春北上，秋归晤之，状貌丰腴，前病如失。

例3：洪星门翁吐血（《轩医案》辑录）[29]

【原文】

脉大不敛，阳虚，体质兼多烦劳，旧病喘汗，服温补煎丸相安。月前偶感咳嗽，续见鼻衄痰红，日来吐多不止，口苦食减，头昏气促。若论寻常吐血，不过肝肺之火，药投清降，火平，其血自止。尊体精气本虚，一阳初复，形神交劳，水火不交，气随血脱，病关根本，再投清降损真，则阴阳离决矣。先哲有见血休治血之语，可味也。议从黑归脾汤，培养心脾，佐以生脉保金，摄纳肾气。服药三剂，血止脉敛。经云：人四十而阴气自半。平素质亏多病，今复大失其血，生生不继，脏真耗伤，灌溉栽培，尤非易事。夫血虽生于心，藏于肝，实则统于脾。古人治血证，每以胃药收功，良有以也。再按：痰之本水也，原于肾，痰之动湿也，由于脾。《内经》以痰多为白血，此果痰也，果精血也，岂精血之外，别有称痰者耶？故昔贤又有见痰休治痰之论，参五阴煎，水、土、金先天一气化源也。

安波按：方义精妙入神，吐血以归脾法治，大不易事。学人须审究的确，否则祸不旋踵矣。

【解析标引】

附表78　医案模板

元数据	内容
医案名	吐血案
姓名	洪兴门
性别	翁
体质	体质兼多烦劳##尊体精气本虚

続表

元数据	内容
病史	脉大不敛，阳虚，体质兼多烦劳，旧病喘汗，服温补煎丸相安。
证候表现	月前偶感咳嗽，续见鼻衄痰红，日来吐多不止，口苦食减，头昏气促。
病因病机	尊体精气本虚，一阳初复，形神交劳，水火不交，气随血脱，病关根本，再投清降损真，则阴阳离决矣。
治则治法	若论寻常吐血，不过肝肺之火，药投清降，火平其血自止。##先哲有见血休治血之语，可味也。##培养心脾，佐以生脉保金，摄纳肾气。
方剂	议从黑归脾汤。
疗效	服药三剂，血止脉敛。
评按	经云：人四十而阴气自半。平素质亏多病，今复大失其血，生生不继，脏真耗伤，灌溉栽培，尤非易事。夫血虽生于心，藏于肝，实则统于脾。古人治血证，每以胃药收功，良有以也。再按：痰之本水也，原于肾，痰之动湿也，由于脾。《内经》以痰多为白血，此果痰也，果精血也，岂精血之外，别有称痰者耶？故昔贤又有见痰休治痰之论，参五阴煎，水、土、金先天一气化源也。

例4：虚、实呃逆证（《丛桂草堂医草》卷二）[30]

【原文】

城内磨刀巷李善门君，年四十余，呃逆不止，呃声震床帐。先是李君病，经某医屡用汗药，微有呃逆。嗣又改延某医诊治，断为湿温病，用大承气汤，云非下则呃不能止。病家信之，讵知承气汤服后，不惟呃逆加甚，且不能坐，不能言矣。予视其舌质焦燥无津，按其脉尚有胃气，扪其身则不发热，遂勉强担任，用北沙参、麦冬、玉竹、石斛、干地黄各三钱，贝母一钱五分，甘草一钱，莲肉十粒，作煎剂。非专

233

为治呃也，不过以其津枯气弱，命在垂危，姑以此药救其津液耳，不料此药服后，安睡两小时，呃声顿止，特醒后则呃又作。予因戒其家人，今日之药，服后宜任其熟睡，不可频频呼唤，扰其元神，俟其自醒，则自然不呃矣。第三日复诊，果如予言，呃全止，且能进粥矣，惟神气呆滞，状若痴愚，其家甚以为忧，且恐予药之误。予曰：无恐也，再过半月，即不痴矣。因以六君子汤、养胃汤出入，培养胃气，接服数日而起。据近世生理学家，谓呃逆由于横膈膜之痉挛，麦冬、地黄，为补液制痉之圣药，故能止呃，特未见前人发明及此。而西医之治呃，又仅有吗啡麻醉之一法。然则李君之病，于医学界乃有绝大之关系也。

【解析标引】

附表 79　医案模板 1

元数据	内容
医案名	呃逆案
姓名	李善门君
年龄	年四十余
病史	呃逆不止，呃声震床帐。先是李君病，经某医屡用汗药，微有呃逆。嗣又改延某医诊治，断为湿温病，用大承气汤，云非下则呃不能止。病家信之，讵知承气汤服后，不惟呃逆加甚，且不能坐，不能言矣。
证候表现	呃逆不止，呃声震床帐。##予视其舌质焦燥无津，按其脉尚有胃气，扪其身则不发热。
舌象	舌质焦燥无津。
脉象	按其脉尚有胃气。
方剂	用北沙参、麦冬、玉竹、石斛、干地黄各三钱，贝母一钱五分，甘草一钱，莲肉十粒，作煎剂。

元数据	内容
治则治法	非专为治呃也，不过以其津枯气弱，命在垂危，姑以此药救其津液耳。
疗效	不料此药服后，安睡两小时，呃声顿止，特醒后则呃又作。
医嘱	予因戒其家人，今日之药，服后宜任其熟睡，不可频频呼唤，扰其元神，俟其自醒，则自然不呃矣。

附表80　医案模板1.1

元数据	内容
医案名	二诊
证候表现	呃全止，且能进粥矣，惟神气呆滞，状若痴愚。
预后	其家甚以为忧，且恐予药之误。予曰：无恐也，再过半月，即不痴矣。
方剂	因以六君子汤、养胃汤出入。
治则治法	培养胃气。
疗效	接服数日而起。
评按	据近世生理学家，谓呃逆由于横膈膜之痉挛，麦冬、地黄，为补液制痉之圣药，故能止呃。特未见前人发明及此。而西医之治呃，又仅有吗啡麻醉之一法。然则李君之病，于医学界乃有绝大之关系也。

例5：肌消液亡之不治证（《丛桂草堂医草》卷四）[30]

【原文】

张姓女年十七岁，体素羸瘦，自去年秋间，经水止而不来，时发寒热，延医治已小愈。今年四月，偶因邻舍失火，突受惊恐，病势转剧，医药周效，乃延予治。咳嗽发热，胸闷腹胀，胁痛不寐，肌肉瘦削，满舌光赤无苔，脉息弦细，饮食不进。夫肌肉既消于外，阴液又亡于内，而饮食复不能进，将何恃以生存乎？乃婉言谢之，讵病家必欲服药，乃用增液汤，加青蒿、地骨皮、西洋参、柏子仁、茯神、香橼皮、薏仁等药以养阴退热，兼消积滞。接服三剂，得大汗而热退，大便解出臭秽黏硬之粪甚多，知饥欲食。二三日后，居然能进粥饭碗许，素馄饨能食二十枚，亦能行走如常。其家狂喜，诧为神奇。予观其肢体太瘦，丰姿太薄，虑其终难收功，因告之曰：今虽小效，后事尚难预料。其时初交小暑，不数日天气骤然酷热，无病之人，尚觉难受，而此女果复发热睡倒，不能起床，饮食不进，予乃决其死期在立秋前后。病家仅此一女，必欲其生，遂复延他医及针科诊治，至七月杪而死耗至矣。

【解析标引】

附表81　医案模板

元数据	内容
医案名	肌消液亡案
姓名	张姓女
性别	女
年龄	十七岁
体质	体素羸瘦
病史	自去年秋间，经水止而不来，时发寒热，延医治已小愈。今年四月，偶因邻舍失火，突受惊恐，病势转剧，医药罔效，乃延予治。
证候表现	咳嗽发热，胸闷腹胀，胁痛不寐，肌肉瘦削，满舌光赤无苔，脉息弦细，饮食不进。
舌象	满舌光赤无苔
脉象	脉息弦细
病因病机	夫肌肉既消于外，阴液又亡于内，而饮食复不能进，将何恃以生存乎？

元数据	内容
方剂	乃用增液汤，加青蒿、地骨皮、西洋参、柏子仁、茯神、香橼皮、蒌仁等药。
治则治法	养阴退热，兼消积滞。
疗效	接服三剂，得大汗而热退，大便解出臭秽黏硬之粪甚多，知饥欲食。二三日后，居然能进粥饭碗许，素馄饨能食二十枚，亦能行走如常。
预后	予观其肢体太瘦，丰姿太薄，虑其终难收功，因告之曰：今虽小效，后事尚难预料。其时初交小暑，不数日天气骤然酷热，无病之人，尚觉难受，而此女果复发热睡倒，不能起床，饮食不进，予乃决其死期在立秋前后。病家仅此一女，必欲其生，遂复延他医及针科诊治，至七月杪而死耗至矣。

例6：许静亭翁夫人产后感邪重用清下治验（《杏轩医案》初集）[29]

【原文】

丹溪云：产后当以大补气血为主，他证从末治之。言固善矣，然事竟有不可执者。乾隆乙巳仲夏，岩镇许静亭翁夫人病，延诊。据述：产后十二朝，初起洒渐寒热，医投温散不解，即进温补，病渐加重，发热不退，口渴心烦，胸闷便闭。时值溽暑，病人楼居，闭户塞牖。诊脉弦数，视舌苔黄。告静翁曰：夫人病候，乃产后感邪，医药姑息，邪无出路，郁而为热。今日本欲即用重剂清解，恐生疑畏，且与一柴胡饮试之，但病重药轻，不能见效，明早再为进步。并令移榻下楼，免暑气蒸逼。诘朝视之，脉证如故，舌苔转黑。众犹疑是阴证。予曰：不然。阴阳二证，舌苔皆黑。阴证舌黑，黑而润滑，病初即见，肾水凌心也。阳证舌黑，黑而焦干，热久才见，薪化为炭也。前方力薄，不能胜任，议用白虎汤加芩连。饮药周时，家人报曰：热退手足微冷。少顷又曰：周身冷甚。静翁骇然，亦谓恐系阴证，服此药必殆。予曰：无忧。果系阴证，前服温补药效矣，否则昨服柴胡饮死矣，安能延至此刻。此即仲景所谓热深厥亦深也，姑待之。薄暮厥回复热，烦渴欲饮冷水，令取井水一碗，与饮甚快。予曰：扬汤止沸，不若釜底抽薪。竟与玉烛散下之。初服不动，再剂便解黑矢五六枚，热势稍轻，改用玉女煎数剂，诸候悉平，调养经月而愈。众尚虑其产后凉药服多，不能生育。予曰无伤，经云有故无殒。至今廿载，数生子女矣。壬戌岁，与订朱陈焉。予来岩镇谭医，自静翁始。

【解析标引】

附表82 医案模板1

元数据	内容
医案名	产后感邪案
时令	乾隆乙巳仲夏
姓名	许静亭翁夫人
病史	据述：产后十二朝，初起洒淅寒热，医投温散不解，即进温补，病渐加重，发热不退，口渴心烦，胸闷便闭。
居处	时值溽暑，病人楼居，闭户塞牖。
证候表现	诊脉弦数，视舌苔黄。
舌象	视舌苔黄
脉象	诊脉弦数
病因病机	告静翁曰：夫人病候，乃产后感邪，医药姑息，邪无出路，郁而为热。
方剂	今日本欲即用重剂清解，恐生疑畏，且与一柴胡饮试之，但病重药轻，不能见效，明早再为进步。

元数据	内容
医嘱	并令移榻下楼，免暑气蒸逼。
疗效	诘朝视之，脉证如故，舌苔转黑。
评按	丹溪云：产后当以大补气血为主，他证从末治之。言固善矣，然事竟有不可执者。

附表83　医案模板1.1

元数据	内容
医案名	二诊
证候表现	诘朝视之，脉证如故，舌苔转黑。
病因病机	众犹疑是阴证。予曰：不然。阴阳二证，舌苔皆黑。阴证舌黑，黑而润滑，病初即见，肾水凌心也。阳证舌黑，黑而焦干，热久才见，薪化为炭也。
方剂	前方力薄，不能胜任，议用白虎汤加芩连。
疗效	饮药周时，家人报曰：热退手足微冷。少顷又曰：周身冷甚。
预后	静翁骇然，亦谓恐系阴证，服此药必殆。予曰：无忧。果系阴证，前服温补药效矣，否则昨服柴胡饮死矣，安能延至此刻。此即仲景所谓热深厥亦深也，姑待之。

附表84　医案模板1.2

元数据	内容
医案名	三诊
证候表现	薄暮厥回复热，烦渴欲饮冷水，令取井水一碗，与饮甚快。
治则治法	予曰：扬汤止沸，不若釜底抽薪。
方剂	竟与玉烛散下之。
疗效	初服不动，再剂便解黑矢五六枚，热势稍轻。

附表 85　医案模板 1.3

元数据	内容
医案名	四诊
证候表现	初服不动，再剂便解黑矢五六枚，热势稍轻。
方剂	改用玉女煎数剂。
疗效	诸候悉平，调养经月而愈。众尚虑其产后凉药服多，不能生育。予曰无伤，经云有故无殒。至今廿载，数生子女矣。

参考文献

［1］（明）赵献可．医贯［M］．郭君双整理．北京：北京：人民卫生出版社，2005：2.

［2］孙一奎．医旨绪余［M］韩学杰，张印生校注．北京：中国中医药出版社，2008：132－133，32，52.

［3］灵枢经［M］．田代华，刘更生整理．北京：人民卫生出版社，2005：124，140.

［4］孙思邈．备急千金要方［M］．北京：人民卫生出版社，1955：481，484.

［5］尤乘．寿世青编［M］．林燕，李建主编．北京：中国医药科技出版社，2017：43.

［6］陈直．寿亲养老新书［M］．黄瑛整理．北京：人民卫生出版社，2007：4.

［7］黄帝内经素问［M］．田代华整理．北京：人民卫生出版社，2005：3，159－160，131，178.

［8］汪宏．新安医学望诊遵经［M］．陈雪功，张红梅校注．北京：中国中医药出版社，2009：29，35.

中医古籍知识组织理论与实践

［9］周学海．形色外诊简摩［M］．北京：人民卫生出版社，1987：118 - 119，122 - 123，123 - 124．

［10］管玉衡．诊脉三十二辨［M］∥珍本医书集成 3 脉学类．裘吉生原编．上海：上海科学技术出版社，1985：6 - 7．

［11］滑寿．诊家枢要［M］．上海：上海卫生出版社，1958：28 - 29．

［12］王执中．针灸资生经［M］∥针灸名著集成．黄龙祥主编；王宗欣，黄龙祥校注．北京：华夏出版社，1996：242 - 243．

［13］王惟一．铜人腧穴针灸图经［M］∥针灸名著集成．黄龙祥主编；黄龙祥，黄幼民校注．北京：华夏出版社，1996：201 - 202．

［14］皇甫谧．针灸甲乙经［M］∥针灸名著集成．黄龙祥主编；黄龙祥，严康维校注．北京：华夏出版社，1996：24，62 - 63．

［15］高武．针灸节要聚英［M］∥针灸名著集成．黄龙祥主编；黄龙祥，李生绍校注．北京：华夏出版社，1996：656，706．

［16］杨珣．针灸集书［M］∥针灸名著集成．黄龙祥主编；黄龙祥，黄幼民校注．北京：华夏出版社，1996：568．

［17］杜思敬．针灸摘英集［M］∥针灸名著集成．黄龙祥主编；黄幼民，黄龙祥校注．北京：华夏出版社，1996：412．

［18］李时珍．本草纲目［M］．柳长华，柳璇校注．北京：中国医药科技出版社，2011：423 - 424，921 - 922．

［19］唐慎微．重修政和经史证类备用本草［M］．陆拯，郑苏，傅睿等校注．北京：中国中医药出版社，2013：573．

［20］太平惠民和剂局方［M］．刘景源整理．北京：人民卫生出版社，2017：17 - 18，51 - 52，55，176 - 177．

［21］吴仪洛．成方切用［M］．史欣德整理．北京：人民卫生出版社，2007：115，509 - 510．

［22］忽思慧．饮膳正要［M］．刘正书点校．北京：人民卫生

出版，1986：48，50.

[23] 孙思邈. 千金翼方 [M]. 北京：人民卫生出版社，1955：232.

[24] 沈括，苏轼. 苏沈良方 [M]. 北京：人民卫生出版社，1956：29 - 30.

[25] 万全. 万氏妇人科 [M]. 罗田县卫生局校注. 武汉：湖北人民出版社，1983：8.

[26] 傅山. 傅青主女科 [M]. 欧阳兵整理. 北京：人民卫生出版社，2006：1 - 2，28，29.

[27] 陈修园. 医学从众录 [M]. 北京：中国中医药出版社，2007：4，5，1.

[28] 王旭高. 环溪草堂医案 [M]∥王旭高临证医书合编. 鲁瑛，梁宝祥，李殿义等校注. 太原：山西科学技术出版社，2009：203 - 204.

[29] 程文囿. 新安医学杏轩医案 [M]. 储全根，李董男校注. 北京：中国中医药出版社，2009：13 - 14.

[30] 袁焯. 丛桂草堂医草 [M]. 云歌点校. 北京：学苑出版社，2014：39 - 40，86.